Hafiz Abdul Khaliq
Bashir Ahmad Chaudhary

Avaliação farmacognóstica

Hafiz Abdul Khaliq
Bashir Ahmad Chaudhary

Avaliação farmacognóstica

Estudos sobre Parthenium hysterophorus L. (Fam. Asteraceae)

ScienciaScripts

Cover image: www.ingimage.com

This book is a translation from the original published under ISBN 978-3-659-89095-6.

Publisher:
Sciencia Scripts
is a trademark of
Dodo Books Indian Ocean Ltd. and OmniScriptum S.R.L publishing group

120 High Road, East Finchley, London, N2 9ED, United Kingdom
Str. Armeneasca 28/1, office 1, Chisinau MD-2012, Republic of Moldova, Europe
Managing Directors: Ieva Konstantinova, Victoria Ursu
info@omniscriptum.com

Printed at: see last page
ISBN: 978-620-8-58663-8

Estudos farmacognósticos, físico-químicos e fitoquímicos sobre *Parthenium hysterophorus* L. (Fam. Asteraceae)

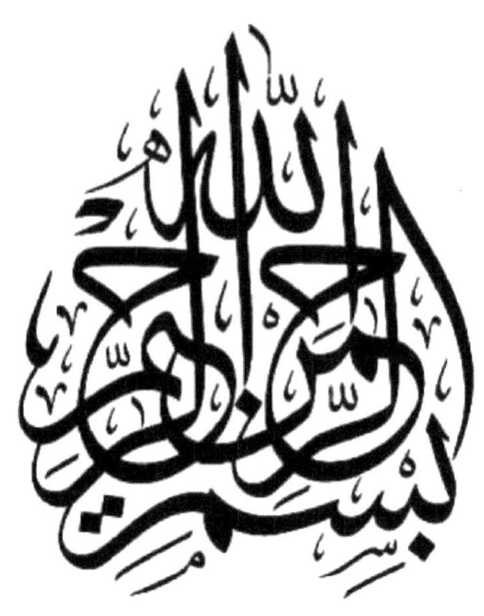

Dedicado a
Os meus pais

Índice

Prefácio

Desde o nascimento do homem neste planeta, através de métodos de acerto e tentativa, ele adquiriu conhecimentos biológicos sobre plantas e animais com valor alimentar, plantas venenosas, animais perigosos e vários produtos naturais que poderiam ser utilizados para o tratamento de várias doenças diferentes.

O aumento da utilização de medicamentos à base de plantas nas últimas décadas motivou os investigadores de todo o mundo a estudar cientificamente as ervas. A utilização de plantas autênticas no trabalho de investigação desempenha um papel crucial na exatidão dos resultados.

Atualmente, existe uma variedade de métodos disponíveis para autenticar ervas, que vão desde o simples exame morfológico e microscópico convencional até à autenticação baseada no ADN. Cada método tem inconvenientes e vantagens. A microscopia ótica comum continua a ser o método mais prático para a autenticação primária.

A Parthenium hysterophorus é uma erva daninha venenosa que deve ser controlada e a melhor forma de o fazer é "controlar através da utilização". Foram relatadas muitas actividades biológicas e farmacológicas úteis desta planta e é necessária mais investigação para elaborar os seus aspectos mais úteis para controlar esta erva daninha através da utilização.

Este livro descreve parâmetros para a autenticidade de cabeças de flores, folhas, caule e raiz de *P. hysterophorus*, ou seja, caracteres morfológicos e organolépticos, avaliação microscópica pormenorizada, estudos histoquímicos, análise de fluorescência, perda na secagem, valores extractivos, índice de inchamento, índice de espuma e fitoconstituintes. Qualquer investigador que pretenda utilizar *P. hysterophorus* para fins de investigação pode verificar a autenticidade desta planta utilizando estes parâmetros fáceis, baratos e rápidos que são acessíveis mesmo nos países em desenvolvimento.

Gostaria de expressar o meu mais profundo sentimento de gratidão a **ALÁ ALTÍSSIMO** e ao Seu último e derradeiro Mensageiro **Muhammad (P.B.U.H)**. Estou muito grato ao **Professor Dr. Bashir Ahmad Chaudhary**, por ter fornecido os requisitos necessários para levar a cabo este trabalho de investigação de forma harmoniosa e eficiente. Os meus irmãos e irmãs ajudaram-me ao longo de todo o processo através de apoio financeiro e moral. Sem o seu apoio dedicado, este projeto não teria sido possível.

Estou grato à **Lambert Academic Publishing** pela assistência e publicação deste trabalho.

Hafiz Abdul Khaliq

Capítulo 1
Introdução

1.1 Antecedentes históricos dos medicamentos

Desde o nascimento do ser humano neste planeta, através de métodos de acerto e tentativa, ele adquiriu conhecimentos biológicos sobre plantas e animais com valor alimentar, plantas venenosas, animais perigosos e vários produtos naturais que podiam ser utilizados para o tratamento de várias doenças diferentes. As suas observações foram transmitidas verbalmente de uma geração para a seguinte, preservadas e outras experiências foram acrescentadas pelas novas gerações (Tyler *et al.*, 1976).

As plantas são a mais importante e a mais antiga fonte de medicamentos. Informações provenientes de registos fósseis revelam a utilização de plantas como medicamentos há pelo menos 60 000 anos (Fabricant e Farnsworth, 2001). O documento mais importante no que diz respeito à história dos medicamentos é o *Papiro Ebers*, datado de 1555 a.C., descoberto em 1873 no Egito por G. Ebers. Contém muitas ervas medicinais e medicamentos de origem mineral e animal.

Pedacius Dioscorides, um médico do exército romano, viajou para África, Egito, Itália e Espanha e recolheu toda a informação dos povos destas áreas sobre os medicamentos em uso em 78 d.C., o título *De Materia Medica* foi dado ao trabalho de Dioscorides e teve uma grande influência no mundo árabe e romano durante a Idade Média. This book describes the origin, characteristics and uses of about 500 vegetable origin drugs (squill, pyrethrum, gall nut, castor oil, myrrh, various species of poppy, colocynth etc.), de 106 drogas de origem animal (escorpião, sanguessugas, víboras, torpedo, cola de abelha, cantáridas, fígado de cabra, clara de ovo, manteiga, leite, gordura de porco e de vaca, medula óssea, mel, sangue, cera de abelha, etc.) e de 99 minerais (malaquite, litargírio, cinábrio, ocre, alúmen, enxofre, pedra-pomes, sal, etc.).

Após a queda do Império Romano, entre os séculos V e XV, a investigação científica foi interrompida na Europa Ocidental. Durante este período, o mundo árabe prestou atenção ao trabalho científico e foram introduzidos medicamentos árabes, incluindo muitos medicamentos novos, como a noz de areca, canela, noz-moscada, limão, nux vomica, senna, cânfora, etc., que se espalharam por toda a Europa através de Espanha. Os investigadores mais famosos, Ibn al-Baitar, Avicena, Mesue e Averroes, descreveram mais de 1400 drogas de origem vegetal, do ponto de vista botânico e geográfico, e descreveram também a sua atividade biológica.

No início do século XVI, Paracelso (médico suíço) introduziu pela primeira vez o processo de extração, dando uma ideia dos princípios activos. No final do século XVI, as descobertas geográficas abriram rotas marítimas para a América e para as Índias, permitindo o conhecimento de algumas novas drogas, como o chá, o cacau, o café, etc., e abriram uma nova porta de entrada para a investigação. A invenção da imprensa provocou a rápida difusão dos conhecimentos científicos e foi publicada a primeira

Farmacopeia, que continha sobretudo drogas vegetais.

No final do século XVIII e no início do século XIX, foram isolados alguns compostos de drogas brutas, como o ácido oxálico, o ácido tartárico, a morfina, a estricnina, o quinino, etc. Os progressos no isolamento, na química e no estudo destes princípios activos das drogas vegetais começaram a revelar as razões científicas da utilização das drogas.

O desenvolvimento da fisiologia abriu uma nova perspetiva para o estudo dos medicamentos e o primeiro trabalho foi realizado por Magendie em 1809, quando estudou a toxicidade da *Strychnos nux-vomica* em modelos animais (De Pasquale, 1984).

1.2 Farmacognosia; perspectivas históricas e futuras

C. A. Seydler, um estudante de medicina em Halle, introduziu o termo "farmacognosia" pela primeira vez em 1815, na sua tese *Analecta Pharmacognostica* (De Pasquale, 1984). A palavra farmacognosia significa literalmente conhecimento de drogas ou produtos farmacêuticos e deriva de duas palavras gregas, *pharmakon* (droga) e *gnosis* (conhecimento) (Tyler *et al.*, 1976). Esta disciplina está relacionada com a fitoquímica e a botânica e, nessa altura, estava a ser desenvolvida principalmente na vertente botânica, ou seja, na descrição e identificação de fármacos (tanto no seu estado integral como em pó), história, recolha, comércio, preparação e armazenamento (Evans, 2009). Mais tarde, o termo "farmacognosia" substituiu o antigo termo "Materia Medica" (De Pasquale, 1984).

No início do século XIX, a farmacognosia era a disciplina mais importante da farmácia e o primeiro instituto separado de farmacognosia foi fundado por Julije Domac em 1896 na Universidade de Zagreb, República da Croácia (Inic e Kujundzic, 2011).

No final do século XIX, a aspirina foi sintetizada, o que abriu um novo campo e, gradualmente, os compostos sintéticos e semi-sintéticos tornaram-se mais proeminentes. As indústrias e os investigadores começaram a concentrar-se neste aspeto, negligenciando os produtos naturais até meados do século XX. Mas os farmacognosistas continuaram a sua luta e, com a introdução da microscopia, da cromatografia em camada fina, da cromatografia líquida de alta pressão, da cromatografia gasosa e dos métodos espectrométricos, abriram novas direcções para a análise, o isolamento, a identificação, o controlo de qualidade e o desenvolvimento de novos medicamentos a partir de plantas durante o último quarto do século XX

(Cragg *et al*, 1997; Dhami, 2013; Verpoorte, 2000). Em 1959, a "American Society of

Foi fundada a "Farmacognosia", que também deu um grande impulso à investigação dos produtos naturais (Tyler, 1997).

Desde as últimas décadas, verifica-se um interesse crescente do público, tanto nos países desenvolvidos como nos países em desenvolvimento, pelos produtos à base de plantas. A farmacognosia, que anteriormente se limitava apenas aos aspectos botânicos das plantas, tornou-se agora uma ciência aplicada multidisciplinar bem desenvolvida que inclui o estudo de muitos aspectos de todas as fontes naturais de medicamentos (Bohlin *et al.*, 2007) e tem várias áreas de investigação e aplicações, *nomeadamente* a farmacognosia molecular (Bruhn e Bohlin, 1997; Huang *et al.*, 2010; Larsson *et al.*, 2008), a farmacognosia clínica (Kazemi *et al*, 2012; Makino, 2011), farmacognosia inversa (Blondeau *et al.*, 2010; Do *et al.*, 2005; Do e Bernard, 2006), zoofarmacognosia (Grade *et al.*, 2009; Huffman, 2001; Jain *et al*, 2008; Raman e Kandula, 2008), etnofarmacognosia (Gurib-Fakim, 2006), farmacognosia analítica (Shah e Seth, 2014), farmacognosia metabolómica, farmacognosia genómica (Dhami, 2013), farmacognosia marinha (Kim, 2012), farmacognosia industrial (Kalia, 2012) e farmacognosia forense (Moffat, 1980).

De 1983 a 1994, 78% dos antibióticos e 61% dos medicamentos anticancerígenos eram produtos naturais ou derivados de produtos naturais (Verpoorte, 2000). Entre 2000 e 2010, foi aprovado para comercialização um total de 42 novos medicamentos baseados em produtos naturais, pertencentes a várias áreas de doença. Estes medicamentos eram produtos naturais, semi-sintéticos e derivados de produtos naturais (Chin *et al.*, 2006; Mishra e Tiwari, 2011). Atualmente, 25% dos medicamentos prescritos são derivados de plantas superiores e este valor sobe para 50% se incluirmos produtos de origem animal e microbiana (Tyler, 1997). Este facto indica a importância dos produtos naturais como uma boa fonte de novos medicamentos no futuro.

Devido ao crescente interesse do público pelos medicamentos naturais e ao correspondente aumento da investigação sobre este tema, é razoável sugerir pelo menos um membro do corpo docente, especialista na área da farmacognosia ou dos medicamentos à base de plantas, em cada departamento ou escola de farmácia (Kinghorn, 2001; Steinhoff, 2013).

1.3 Papel da farmacognosia na medicina moderna

A farmacognosia tem desempenhado um papel vital na medicina moderna;

- Elaboração de monografias de medicamentos de origem natural para garantir a qualidade dos produtos
- Descoberta de diferentes constituintes biologicamente activos das plantas
- Caracterização química dos compostos isolados de fontes naturais
- Conceção dos procedimentos de cultura de tecidos para a produção de produtos naturais
- Desenvolvimento de instrumentos e técnicas de análise de produtos naturais
- Compilação de dados sobre etnomedicamentos
- Controlo da utilização abusiva de medicamentos à base de plantas através da formação de farmacêuticos comunitários, bem instruídos e formados em terapia de produtos naturais (Kinghorn, 2002)
- Desempenhar um papel crucial na investigação, fornecendo material de partida autêntico (bruto ou extrato) para estudos farmacológicos e toxicológicos (Pferschy-Wenzig e Bauer, 2015)
- Melhorar a eficácia e diminuir a toxicidade dos medicamentos à base de plantas através do

estudo dos seus efeitos sinérgicos (Wagner, 2011)

- Realização de estudos de investigação e ensaios clínicos sobre medicamentos à base de plantas para determinar a sua eficácia, toxicidade, interações medicamentosas e efeitos secundários; educação de outros profissionais de saúde, ou seja, médicos, dentistas e enfermeiros, a fim de controlar a utilização indevida e os riscos para a saúde (Ghanemi, 2015; Katzung *et al.*, 2012; Kawazoe, 2011; Lancet, 2006).

1.4 Medicamentos islâmicos

Os medicamentos mais importantes e mais autênticos são os descritos pelo Criador deste mundo, Alá Todo-Poderoso, e pelo Seu último e derradeiro Mensageiro, Maomé (PBUH). Muito se tem investigado sobre estes medicamentos, de diferentes ângulos, e muito mais é necessário para explorar mais benefícios, não só para os seres humanos, mas também para outras criaturas.

Há muitas plantas medicinais descritas no Alcorão e nos Ahadith, por exemplo, *Allium sativum* L., *Allium cepa* L., *Cinnamomum camphora* L., Lagenaria *siceraria* Standl, *Ocimum basilicum* L., *Lens culinaris* Medic., *Olea europea* L., *Punica granatum* L., *Phoenix dactylifera* L., *Vitis vinifera* L., *Acorus calamus* L., *Zingiber officinale* Roscoe. *Beta vulgaris* L., *Agaricus campestris* L., *Boswellia serrata* Birdw., *Boswellia carterii* Birdw., *Citrus aurantifolia* L., *Cassia senna* L., *Cichorium intybus* L., *Commiphora molmol*, *Hordeum vulgare* L., *Cydonia oblonga* Mill., *Lawsonia inermis* L., *Salvadora persica* L., *Lepidium sativum* L., *Nigella sativa* L., *Saussurea lappa* L., *Thymus serpylum* L. (Ahmad *et al.*, 2009).

1.5 Medicamentos tradicionais/Medicinas complementares e alternativas

As medicinas tradicionais (MT) incluem diversas abordagens, práticas de saúde, atitudes e conhecimentos, incluindo medicamentos de origem animal, vegetal e/ou mineral, técnicas manuais, terapias espirituais e exercícios, que são aplicados, isoladamente ou em combinação, para manter uma boa saúde, bem como para diagnosticar, tratar e prevenir doenças. Nos países desenvolvidos, onde o sistema de medicina alopática está bem desenvolvido, é utilizado o termo medicinas complementares e alternativas (CAM) (Organização Mundial de Saúde, 2002[a]).

Existem vários sistemas de medicamentos tradicionais **(Fig. 1.1)**, não só para os seres humanos mas também para os animais, em quase todas as zonas do mundo, *nomeadamente* no Nepal (Dhami, 2008; Gewali e Awale, 2008; Singh e Hamal, 2013), na Índia (Patwardhan *et al*, 2005; Touwaide e Appetiti, 2013), China (Touwaide e Appetiti, 2013), Tailândia (Pumthong *et al.*, 2015), Malásia (Farooqui *et al.*, 2015), Canadá (Lans *et al.*, 2007[a]; Lans *et al.*, 2007[b]; Uprety *et al*, 2012), América do Norte, América do Sul, América Central (Barnes *et al.*, 2004; Barnes *et al.*, 2008; Eisenberg *et al.*, 1998; Tindle *et al.*, 2005), países europeus (Ernst e White, 2000; Fiore *et al.*, 2005; Nissen e Evans, 2012; Scott *et al*, 2005), Portugal (Camejo-Rodrigues *et al.*, 2003), Austrália, países africanos, países árabes (Gurib-Fakim, 2006), Indonésia, Coreia, Bangladesh, Butão, Sri Lanka (Chaudhury e Rafei, 2001;

Organização Mundial de Saúde, 2005) **(Fig. 1.2-A, B)**.

As pessoas que praticam medicinas tradicionais são geralmente conhecidas como curandeiros tradicionais, ervanários, desossadores, etc. Os profissionais da medicina alopática, como os dentistas, os médicos e os enfermeiros, também oferecem terapias MT/CAM aos seus pacientes, por exemplo, a acupunctura (Organização Mundial de Saúde, 2002[a]).

Tradicional sistemas de medicina	**Medicamentos à base de plantas**	**Acupunctura/ Acupressão**	**Terapias manuais**	**Terapias espirituais**	**Exercícios**
Medicina chinesa	-	-	■	-	■
Ayurveda	-		-	-	■
Unani	-		-	-	
Naturopatia	-		□	-	■
Osteopatia	■	■	-		
Homeopatia	-				
Quiroprática			-		

- Geralmente incorpora esta terapia Por vezes incorpora esta terapia
Incorpora o toque terapêutico

Fig. 1.1 : Sistemas de medicina tradicional

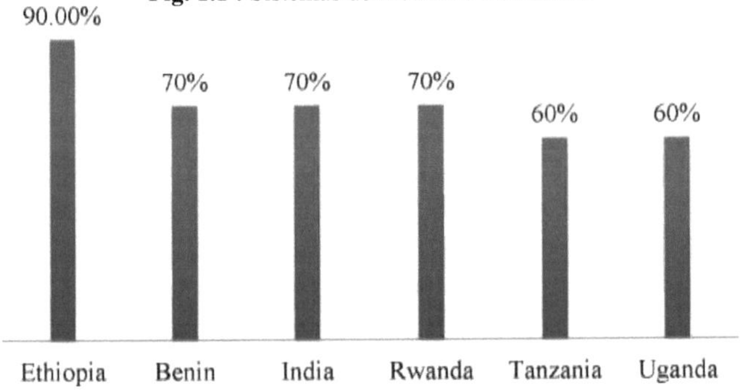

90.00%
70% 70% 70%
60% 60%

Ethiopia Benin India Rwanda Tanzania Uganda

Fig. 1.2-A: Percentagem da população dos países em desenvolvimento que utiliza a TM para os cuidados de saúde primários

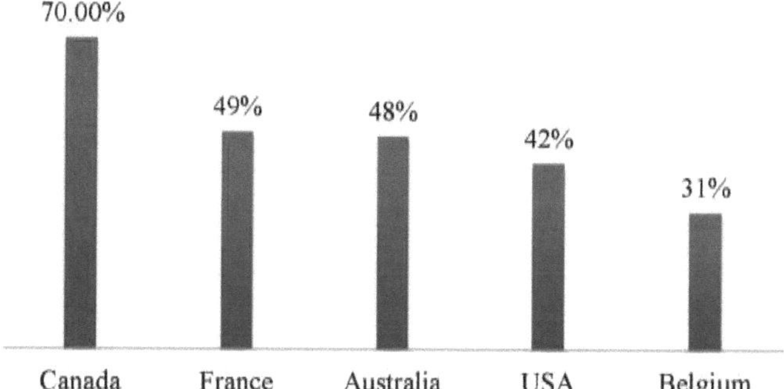

Fig. 1.2-B: Percentagem da população dos países desenvolvidos que recorreu a CAM pelo menos uma vez na vida

1.6 Contexto do presente trabalho de investigação

Os diferentes constituintes químicos das plantas são responsáveis pela sua utilização como medicamento, tanto nos sistemas de medicina tradicionais como nos modernos. As diferentes fases de desenvolvimento, a composição genómica, as condições ambientais, as técnicas de colheita, as condições de armazenamento, a utilização de pesticidas, a adulteração, a contaminação microbiana, etc. são os principais factores que causam a variação fitoquímica numa planta de diferentes regiões geográficas, por exemploO rizoma de *Curcuma longa* L. (Fam. Zingiberaceae), por exemplo, tem um historial notável de utilização em medicamentos e cosméticos, mas apresenta variações na composição do óleo essencial e no teor de curcuminóides em diferentes regiões do mundo (Pothitirat e Gritsanapan, 2006; Sumathi *et al*, 2008; Tonnesen *et al.*, 1989). Com o aumento da utilização de produtos à base de plantas nas últimas décadas e as complicações causadas pela variação fitoquímica, é necessário estabelecer medidas regulamentares e de qualidade sobre os medicamentos à base de plantas com base na metabolómica quantitativa e na autenticação baseada no ADN, juntamente com os métodos convencionais (Dhami e Mishra, 2015).

A Organização Mundial de Saúde (OMS) estabeleceu vários métodos e normas a este respeito, por exemplo, "Estratégia da OMS para a medicina tradicional 2014-2023" (Organização Mundial de Saúde, 2013), "Métodos de controlo de qualidade para materiais à base de plantas" (Organização Mundial de Saúde, 2011), "Orientações da OMS para a avaliação da qualidade dos medicamentos à base de plantas com referência a contaminantes e resíduos" (Organização Mundial de Saúde, 2007[a]), "Orientações da OMS sobre boas práticas de fabrico (BPF) para medicamentos à base de plantas" (Organização Mundial de Saúde, 2007[b]).

A OMS também estabeleceu monografias para medicamentos à base de plantas (Organização Mundial de Saúde, 1999; Organização Mundial de Saúde, 2002[b]; Organização Mundial de Saúde, 2007[c]; Organização Mundial de Saúde, 2009). As monografias de medicamentos à base de plantas também estão incluídas na Farmacopeia Britânica, volume IV (Farmacopeia Britânica, 2015) e na Farmacopeia Americana à base de plantas (Upton *et al.*, 2011).

A Parthenium hysterophorus L., pertencente à família Asteraceae, foi selecionada para o presente trabalho de investigação. Esta planta causa alergias e destrói culturas e terras férteis devido ao seu efeito alelopático, mas também tem um historial de utilização em medicamentos folclóricos e foram descobertos muitos aspectos úteis e fitoconstituintes desta planta (Kushwaha e Maurya, 2012; Patel, 2011). O presente trabalho de investigação foi uma tentativa de estabelecer parâmetros para a identificação desta planta de acordo com as diretrizes da OMS, através do estudo dos seus caracteres morfológicos e organolépticos, avaliação microscópica detalhada, estudos histoquímicos, análise de fluorescência, perda por secagem, valores de cinzas, valores extractivos, índice de inchamento, índice de espuma e rastreio fitoquímico preliminar de cabeças de flores, folhas, caule e raiz (Organização Mundial de Saúde, 2011).

Embora convencional, é uma forma simples, económica, fácil e rápida de identificar e padronizar substâncias à base de plantas, que pode ser utilizada mesmo em países em desenvolvimento.

Capítulo 2
Revisão da literatura
2.1 Introdução de *Parthenium hysterophorus* L. e da sua família Asteraceae 2.1.1 Nomes vulgares

A P. hysterophorus é vulgarmente conhecida como erva do congresso, erva da cenoura, cabeça branca e topo branco (Kushwaha e Maurya, 2012).

2.1.2 Utilização em medicamentos populares

Esta planta era utilizada em medicamentos folclóricos para tratar feridas ulceradas, alergias, febre, doenças de pele, anemia, nevralgia facial e como purificador do sangue, tónico, vermífugo, abortivo, amenagogo e inseticida (Dwivedi *et al.*, 2008; Kushwaha e Maurya, 2012).

2.1.3 Descrição botânica de *Parthenium hysterophorus* L.

A P. hysterophorus germina na primavera e morre no outono, produzindo flores e sementes ao longo do seu ciclo de vida. O clima quente e o aumento do nível de dióxido de carbono favorecem o seu crescimento.

Tem duas fases de vida. A primeira fase é designada por fase juvenil, na qual as folhas grandes formam uma roseta num caule curto, cobrindo a área do solo e inibindo o crescimento de outras plantas **(Fig. 2.1)**. A segunda fase é designada por fase adulta, na qual a planta está completamente madura, com caule ereto, folhas e capítulos **(Fig. 2.2)** (Adkins e Shabbir, 2014; Kushwaha e Maurya, 2012; Thi *et al.*, 2011).

Esta espécie pode sobreviver em condições difíceis e as suas sementes enterradas permanecem viáveis durante períodos mais longos, causando a persistência e o reaparecimento da infestante após longos períodos de ausência (Navie *et al.*, 1998).

2.1.4 Descrição da família Asteraceae

A família Asteraceae é vulgarmente conhecida como Compositae ou família do girassol. A maioria dos taxonomistas considera Asteraceae como a família mais desenvolvida de dicotiledóneas. É a maior família de angiospérmicas, constituída por 1600 a 1700 géneros e 24 000 a 30 000 espécies. As plantas desta família estão distribuídas por todo o mundo. A maior parte das plantas desta família são herbáceas, algumas são arbustos e raramente árvores. Muitas plantas têm um sumo leitoso e outras têm um sumo aquoso amargo. O sistema radicular é geralmente ramificado e, por vezes, as raízes são tuberosas. As folhas são geralmente pubescentes e dispostas alternadamente. Esta família tem floretes caraterísticos de disco e de raio, agrupados sob a forma de capitula centrípeta. Os frutos são aquénios (cipselas) e têm frequentemente papus.

Asteraceae tem um grande valor económico. Muitas plantas têm importância medicinal, muitas são utilizadas na alimentação e muitas são cultivadas como plantas ornamentais. Algumas plantas famosas e importantes são *Carthamus tinctorius* (cártamo), *Helianthus annuus* (girassol), *Silybum marianum*, *Cosmos sulphureus* (cosmos amarelo), *Lactuca sativa* (alface), *Cichorium endivia* (endívia), *Artemisia annua*, *Centaurea moschata* (sultão doce), *Vernonia anthelmintia*, *Taraxacum officinale* (raiz de dente-de-leão), *Blumea* balsamifera, *Anthemis nobilis*, *Chrysanthemum vulgare*, *Eclipta alba*, *Pyrethrum cinerariifolium*, etc. As lactonas sesquiterpénicas são os constituintes mais abundantes desta família (Funk *et al.*, 2009; Kirtikar e Basu, 1991; Moreira-Munoz e Munoz-Schick, 2007; Seaman, 1982; Singh e Srivastava, 2009).

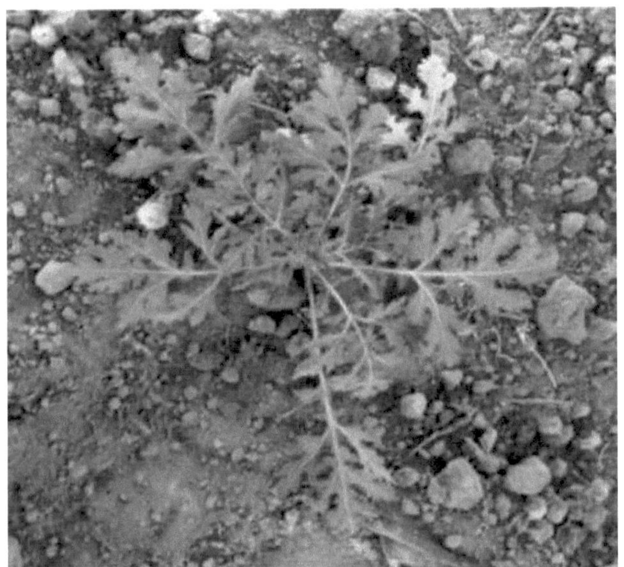

Fig. 2.1 : Fase juvenil de *P. hysterophorus*

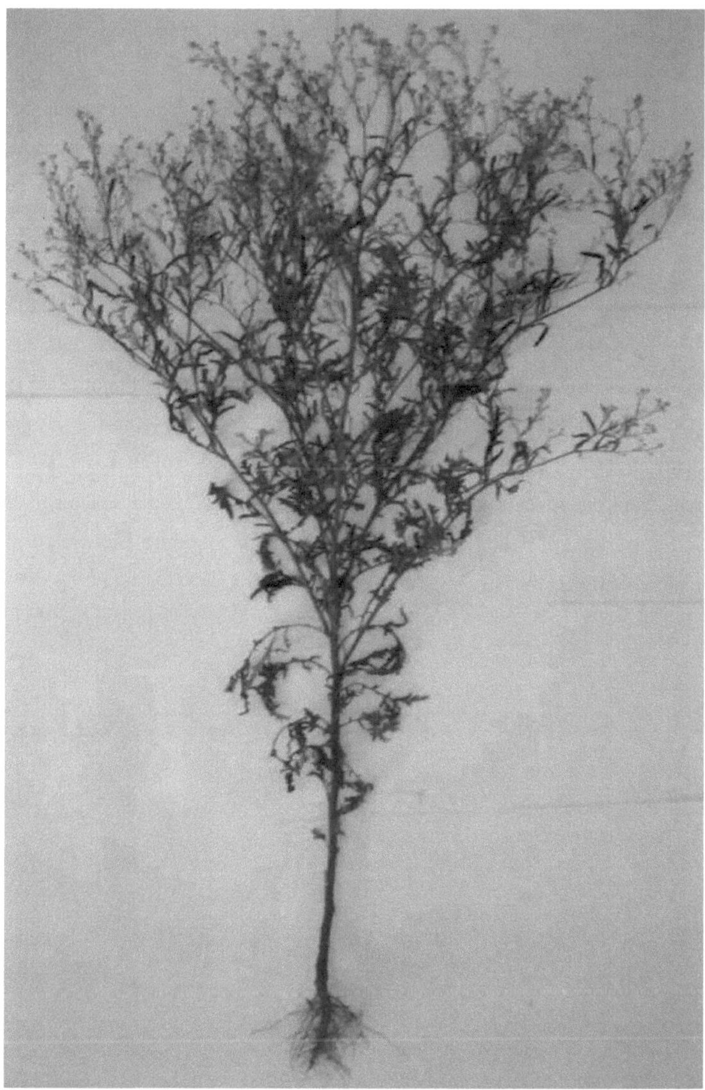

Fig. 2.2: Fase adulta de *P. hysterophorus*

2.2 Origem e propagação de *Parthenium hysterophorus* L.

A P. hysterophorus é nativa do México, Centro e Sul dos Estados Unidos da América, de onde se espalhou para muitos continentes e ilhas da Ásia, África, Austrália e Médio Oriente (Dhileepan e Strathie, 2009; Haseler, 1976; Kaur *et al.*, 2014; McConnachie *et al.*, 2011; Nyasembe *et al.*, 2015). Até à data, não existem provas da presença desta infestante na Europa (Kriticos *et al.*, 2015). Os países mais infestados são Bangladesh (Akter e Zuberi, 2009), Queensland (Navie *et al.*, 2004), Etiópia (Nigatu *et al.*, 2010; Tamado *et al.*, 2002; Zuberi *et al.*, 2014), Emirados Árabes Unidos

(Mahmoud *et al.*, 2015), Nepal (Timsina *et al.*, 2011), Índia (Kohli *et al.*, 2006).

No Paquistão, o primeiro registo desta infestante foi feito no distrito de Gujrat, na província do Punjab, em 1980, e agora já se espalhou por outras províncias e também por Islamabad (Hassan *et al.*, 2012; Shabbir e Bajwa, 2006; Shabbir e Bajwa, 2007). Peshawar, Swabi, Charsadda e Mardan são os principais distritos da província de Khyber Pakhtunkhwa infestados por esta erva daninha (Khan *et al.*, 2014).

Os distritos da província de Punjab afectados são: Lahore, onde as reservas florestais de Changa Manga também estão a ser afectadas (Javaid *et al.*, 2009; Shabbir e Adkins, 2008), Shekhupura (Riaz e Javaid, 2007), Toba Tek Singh (Muhammad *et al*, 2015), Okara (Javaid e Riaz, 2007), Bahawalpur, Gujranwala, Attock, Hafizabad, Jhang, Faisalabad, Chakwal, Jehlum, Chiniot, Sargodha, Gujrat, Rawalpindi, Kasoor, Sahiwal, Khanewal, Mandi Buhaudin, Nankana, Khushab, Multan, Sialkot, Pakpatan, Mianwali, Narowal (Javaid e Anjum, 2005; Shabbir *et al.*, 2012).

No distrito de Multan, na província de Punjab, *P. hysterophorus* foi observada ao longo de bermas de estradas, vias férreas, em zonas de campo e até foi encontrada a infestar uma grande área do Bio-Park, Bahauddin Zakariya University Multan **(Fig. 2.3)**.

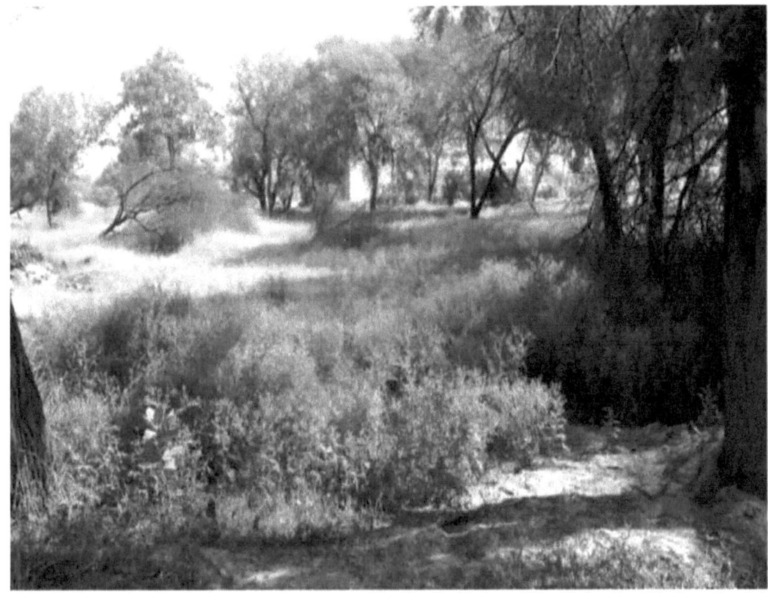

Fig. 2.3 : Infestação de *P. hysterophorus* no Bio-Park, Bahauddin Zakariya University Multan (agosto de 2015)

2.3 Fitoquímica de *Parthenium hysterophorus* L.

A fitoquímica da *P. hysterophorus* está bem estudada e muitos constituintes de várias partes desta planta foram isolados e identificados. As lactonas sesquiterpénicas e os fenólicos são os principais constituintes desta planta. A distribuição destes fitoquímicos varia consoante a variação geográfica (Rodriguez, 1977).

2.3.1 Terpenos

Os terpenos são derivados biossinteticamente de unidades de isopreno com a fórmula molecular $C5H8$. Consoante o número de unidades de isopreno ligadas, os terpenos podem ser classificados como hemiterpenos ($C5$, constituído por uma unidade de isopreno), monoterpenos ($C10$, constituído por duas unidades de isopreno), sesquiterpenos ($C15$, constituído por três unidades de isopreno), diterpenos ($C20$, constituído por quatro unidades de isopreno),
sesterterpenos ($C25$, constituídos por cinco unidades de isopreno), triterpenos ($C30$, constituídos por seis unidades de isopreno) e tetraterpenos ($C40$, constituídos por oito unidades de isopreno).

O isopreno é produzido naturalmente, mas não está envolvido na biossíntese destes compostos, estando antes envolvido em formas activadas, ésteres de pirofosfato (difosfato), pirofosfato de isopentenilo (IPP) e pirofosfato de dimetilalilo (DMAPP).

O IPP e o DMAPP podem ser derivados por duas vias, ou seja, a via do ácido mevalónico ou a via da 1-desoxi-D-xilulose 5-fosfato (desoxi-xilulose fosfato) **(Fig. 2.4, 2.5)** (Dewick, 2002).

Fig. 2.4

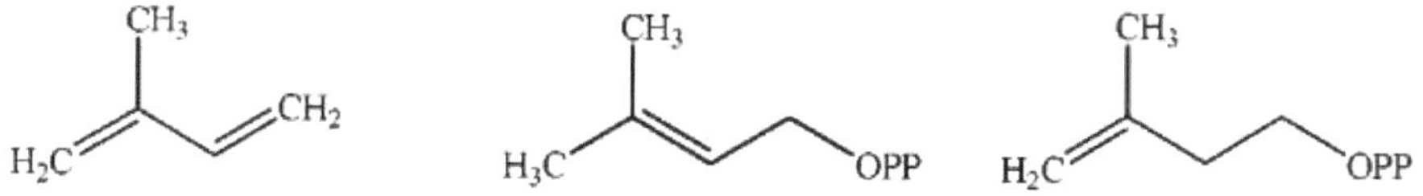

Isoprene unit | DMAPP | IPP

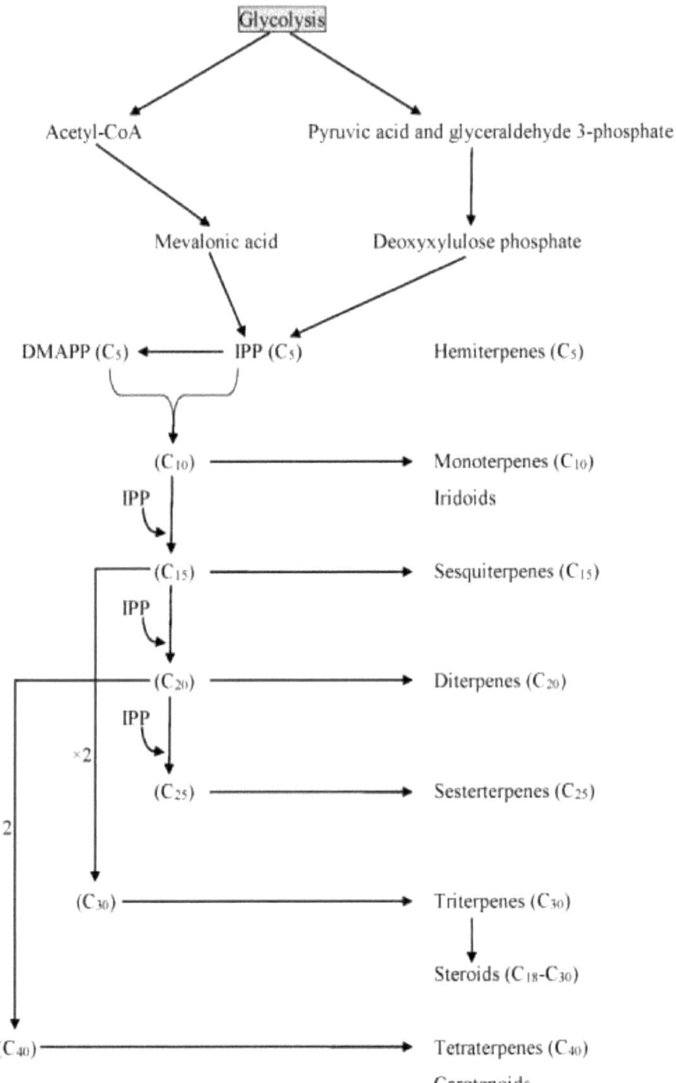

Fig. 2.5: Esboço da via biossintética dos terpenos

2.3.2 Lactonas sesquiterpénicas

As lactonas sesquiterpénicas representam um grupo grande e diversificado de constituintes vegetais biologicamente activos, presentes em várias famílias de plantas, como Magnoliaceae, Acanthaceae, Apiaceae, Anacardiaceae, Euphorbiaceae, Lauraceae, Rutaceae, Menispermaceae, Hepatideae, Winteraceae, etc. No entanto, a família Asteraceae contém o maior número de lactonas sesquiterpénicas, com mais de 3000 estruturas diferentes registadas (Chaturvedi, 2011).

Vários compostos secundários de lactonas sesquiterpénicas são formados a partir da condensação cabeça-cauda de três unidades de isopreno e subsequente ciclização. Com base nos esqueletos carbocíclicos, estes compostos secundários são classificados principalmente em guaianolidas **(1)**, pseudoguainolidas **(2)**, ambrosanolidas **(3)**, seco-ambrosanolidas **(4)**. O sufixo "olide" refere-se à função lactona (presença de um anel de γ-lactona, fechado no sentido C-6 ou C-8). Algumas lactonas sesquiterpénicas apresentam-se sob a forma de glicosídeos e algumas contêm átomos de halogéneo ou de enxofre.

Numa planta, encontra-se geralmente um tipo esquelético de lactonas sesquiterpénicas, concentradas principalmente nas cabeças das flores e nas folhas. A percentagem de lactonas sesquiterpénicas por peso seco da planta pode variar entre 0,01% e 8%, apresentando efeitos tóxicos, bem como uma vasta gama de actividades biológicas (Chaturvedi, 2011; Seaman, 1982).

2.3.3 Fenóis e compostos fenólicos

Os fenóis representam o maior grupo de metabolitos secundários e estão amplamente difundidos nas plantas, variando de estruturas simples a compostos muito complexos como as lenhinas e os taninos (Evans, 2009).

A via do ácido chiquímico fornece os aminoácidos aromáticos L-fenilalanina, L-tirosina e L-triptofano. Esta via ocorre em microrganismos e plantas, mas não em animais, pelo que estes aminoácidos fazem parte dos aminoácidos essenciais para o homem, que têm de ser obtidos através da alimentação. A L-fenilalanina e a L-tirosina formam outros compostos fenólicos diferentes **(Fig. 2.6)** (Dewick, 2002).

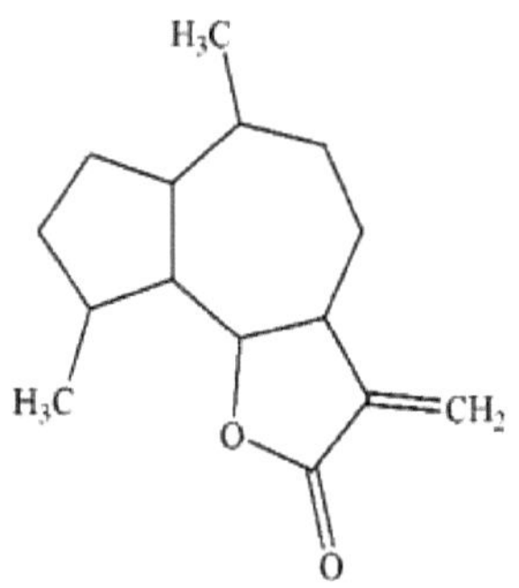

(1)

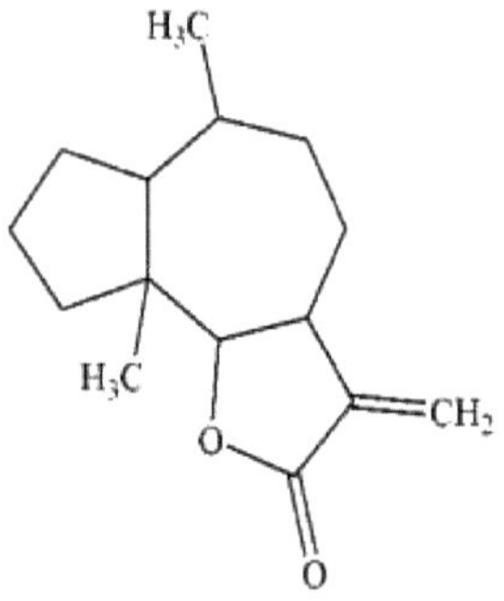

(2)

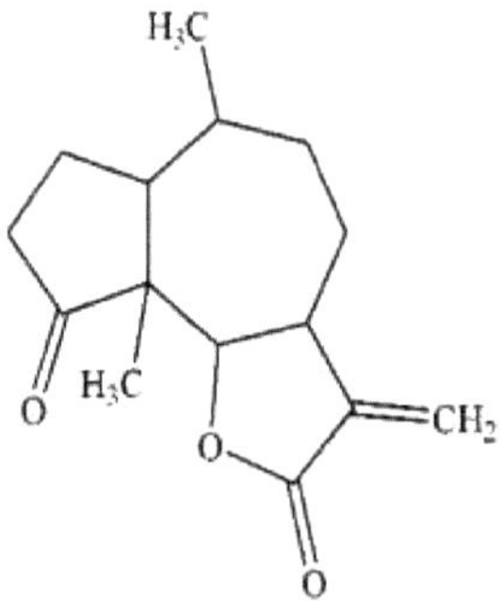

(3)

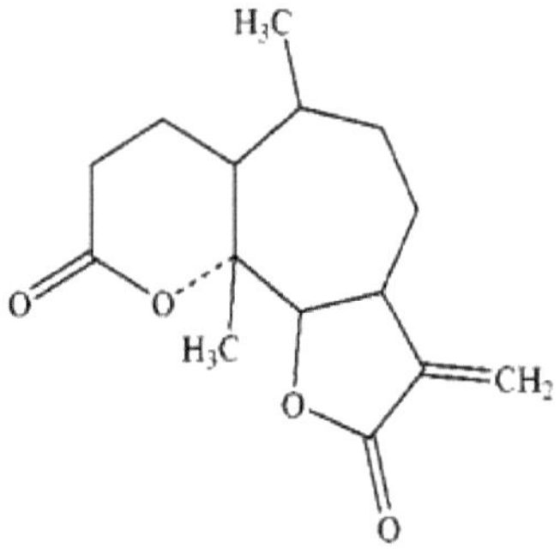

(4)

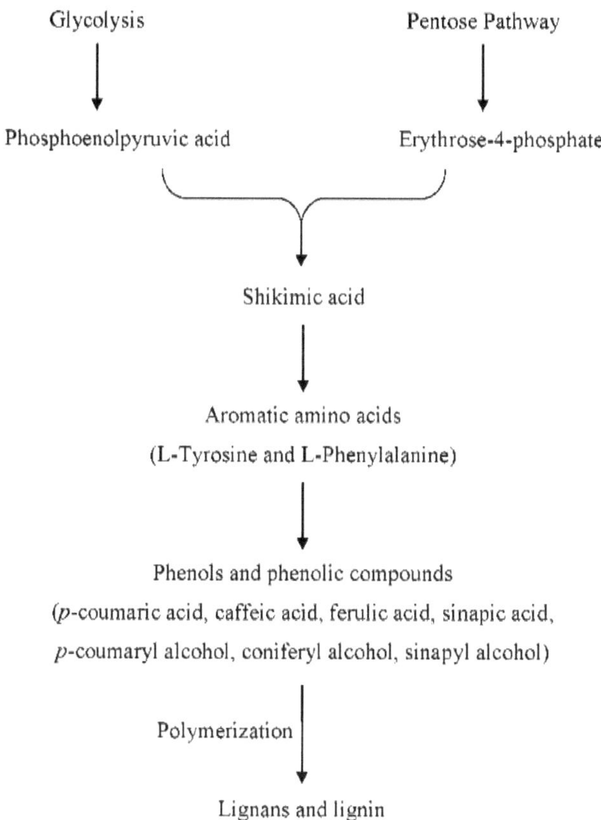

Fig. 2.6: Esquema da via biossintética dos compostos fenólicos

2.3.4 Fitoconstituintes de *Parthenium hysterophorus* L.

Cabeças de flores: Três lactonas sesquiterpénicas do tipo ambrosanolida 2β-hidroxicoronopilina **(5)**, 8β-hidroxicoronopilina **(6)**, 11-H,13-hidroxipartenina **(7)** (Sethi *et al.*, 1987), uma pseudoguaianolida altamente oxigenada 8-β-acetoxihisterona C **(8)** (Das *et al*, 2005), pseudoguaianolídeos do tipo sesquiterpeno lactonas histerona A **(9)**, histerona B **(10)**, histerona C **(11)**, histerona D **(12)**, histerona E **(13)** e desacetiltetraneurina A **(14)** (Das *et al*, 2006; Ramesh *et al.*, 2003) e quatro pseudoguaianolídeos acetilados citotóxicos **(15)**, **(16)**, **(17)**, **(18)** (Das *et al.*, 2007) foram isolados de cabeças de flores de *P. hysterophorus*.

Folhas: A lactona sesquiterpénica do tipo ambrosanolida partenina **(19)** é o principal constituinte da folha de *P. hysterophorus* e o seu nível aumenta com a idade da planta, atingindo o nível máximo no início da floração (Reinhardt *et al.*, 2006). Outros constituintes da folha incluem; histerina **(20)**, dihidroisopartenina **(21)** (Picman *et al.*, 1982; Vivar *et al.*, 1966) e vários ácidos fenólicos ácido gálico **(22)**, ácido ferúlico **(23)**, ácido p-cumárico **(24)** e ácido vanílico **(25)** (Das e Das, 1995; Panwar *et al.*, 2015).

Planta inteira: A partir de toda a planta seca ao ar de *P. hysterophorus*, foi isolada a partenina **(19)** e a sua estrutura foi determinada (Herz *et al.*, 1962). Outros constituintes isolados incluem: seco-pseudoguaianolida charminarona **(26)** (Venkataiah *et al.*, 2003), 8β-hidroxipartenina **(27)** e anidropartenina **(28)** (Das e Das, 1995), ácido p-metoxibenzóico **(29)** (Juana *et al.*, 1997) e lignano (+)-Siringaresinol **(30)** (Das *et al.*, 1999).

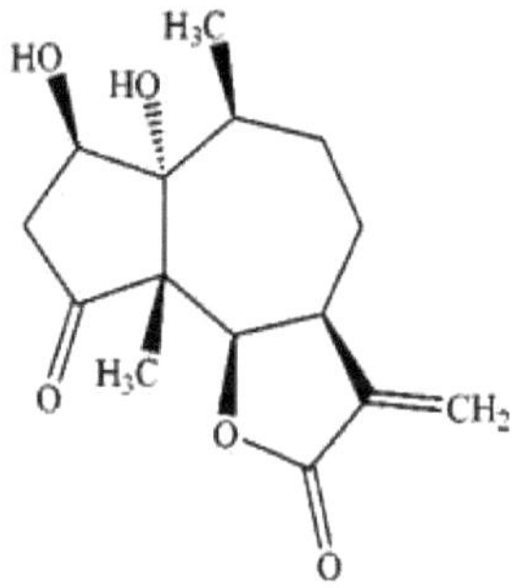

(5)

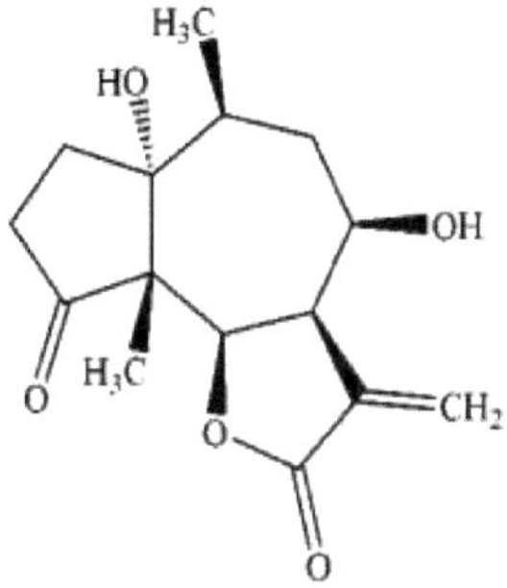

(6)

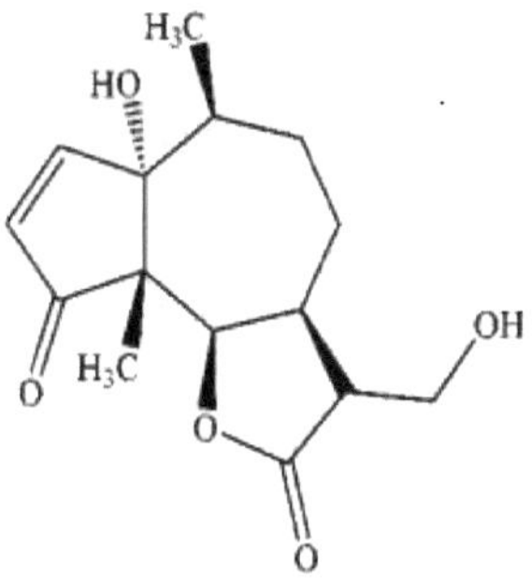

(7)

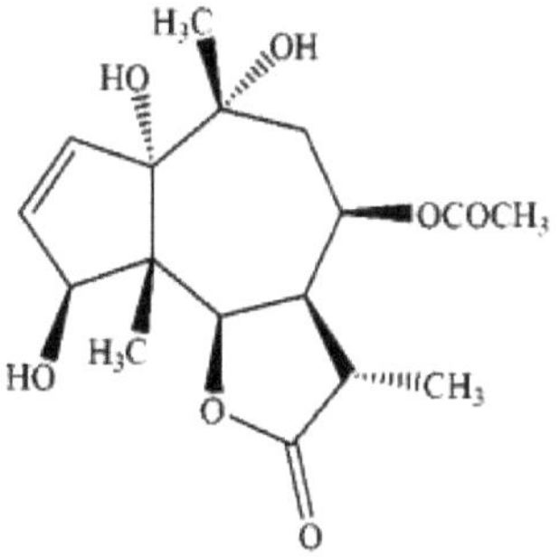

(8)

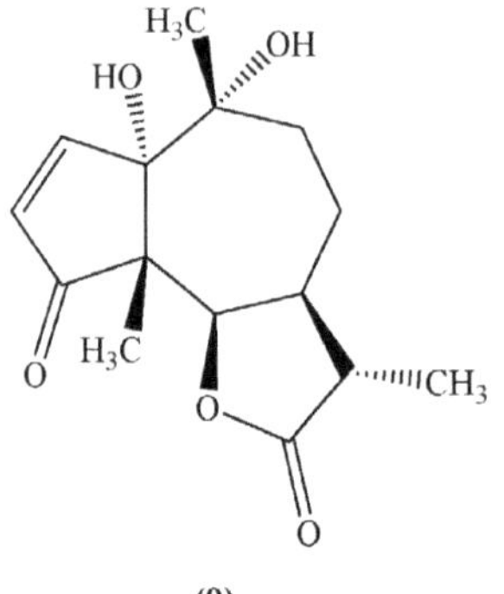

H$_3$C OH HO O H$_3$C O O CH$_3$ O

(9)

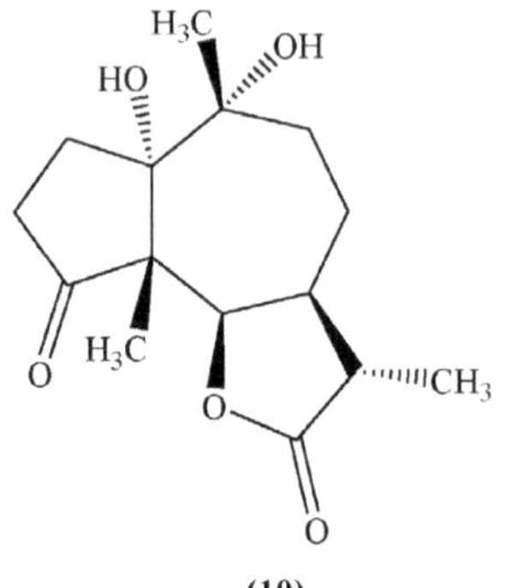

H$_3$C OH HO O H$_3$C O O CH$_3$ O

(10)

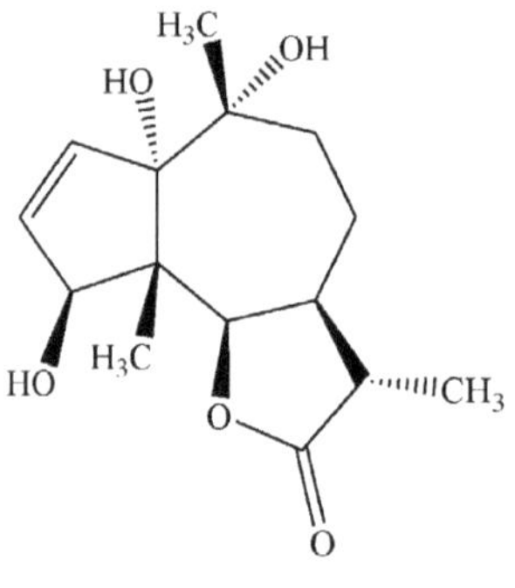

H$_3$C OH HO HO H$_3$C O O CH$_3$

(11)

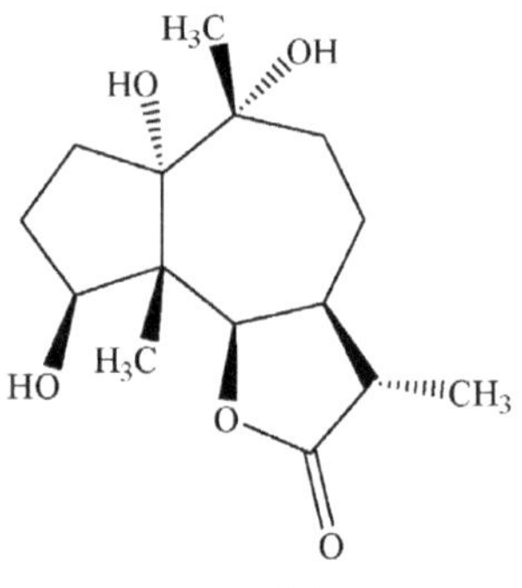

H$_3$C OH HO HO H$_3$C O O CH$_3$

(12)

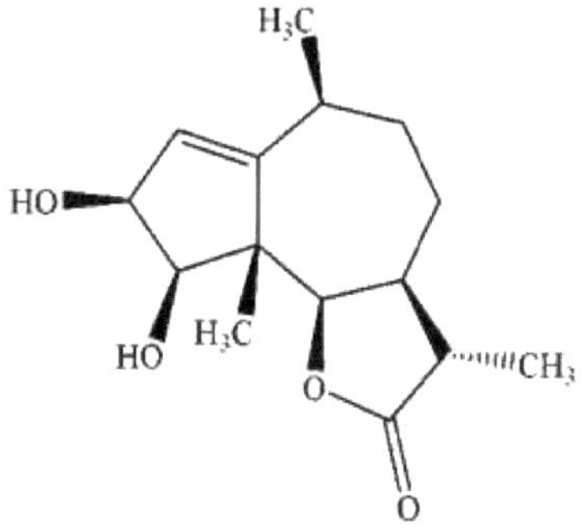

(13)

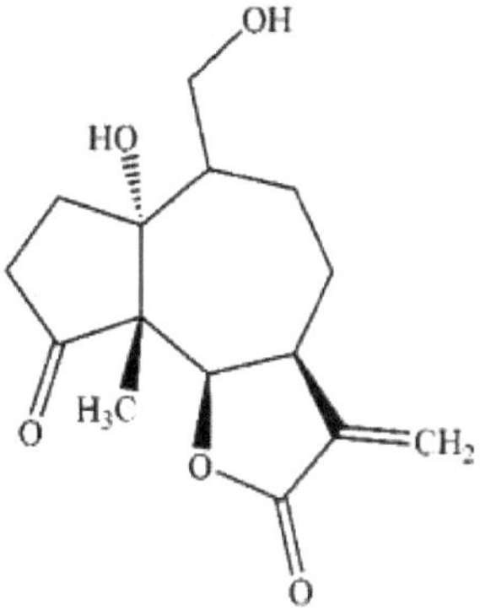

(14)

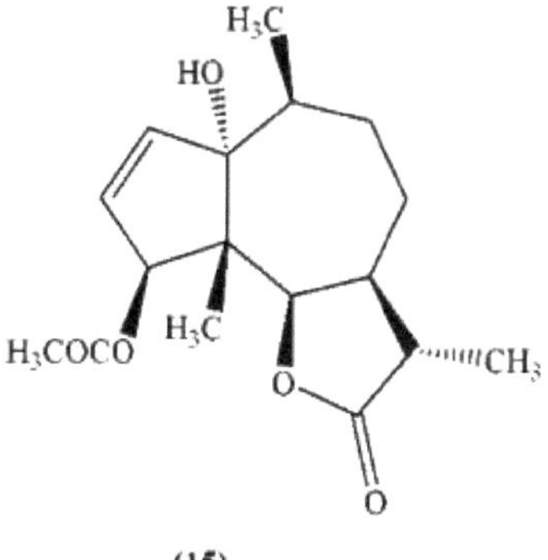

(15)

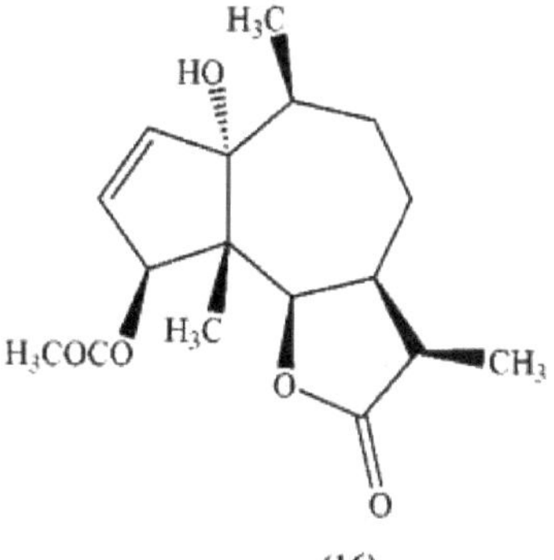

(16)

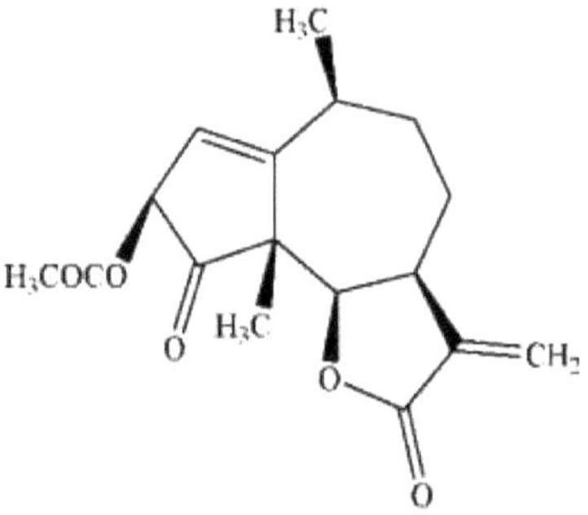

(17)

(18)

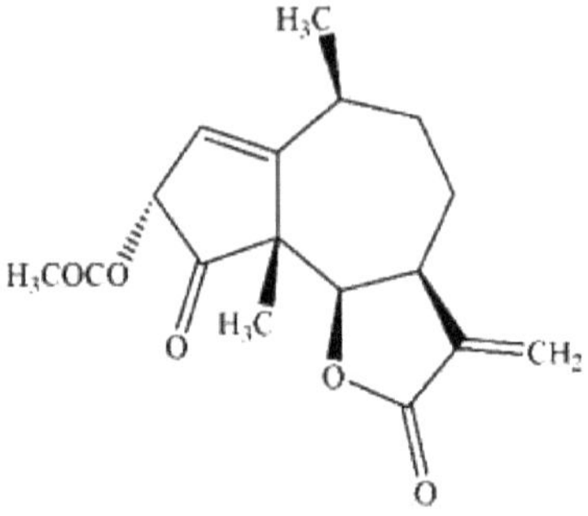

(19)

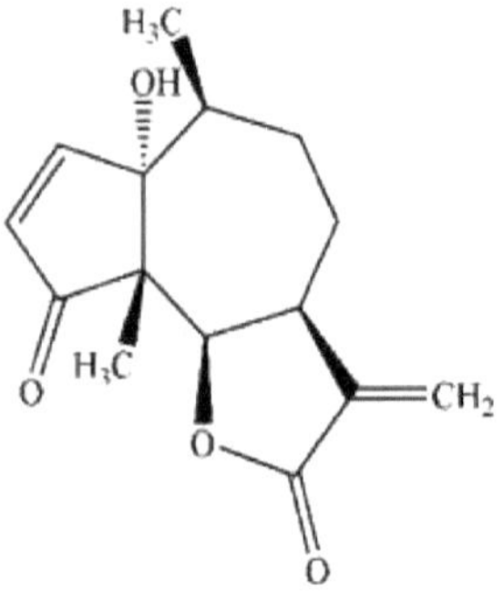

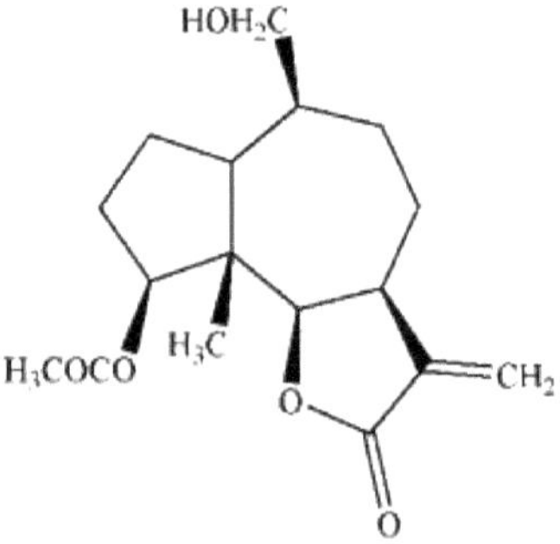

(20)

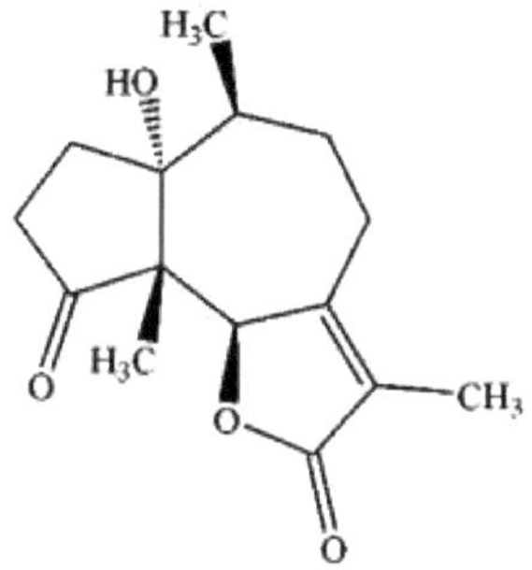

(21)

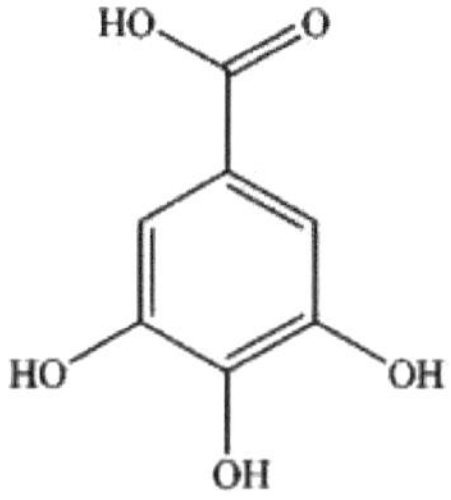

(22)

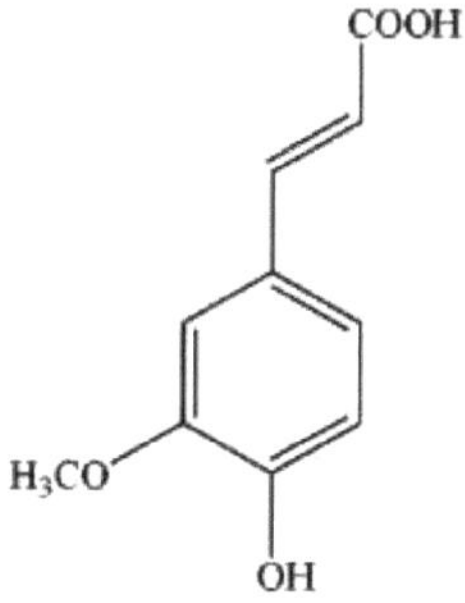

(23)

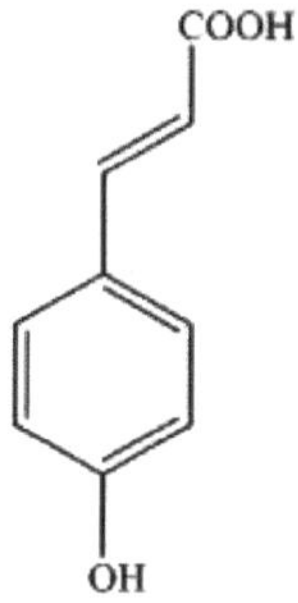

(24)

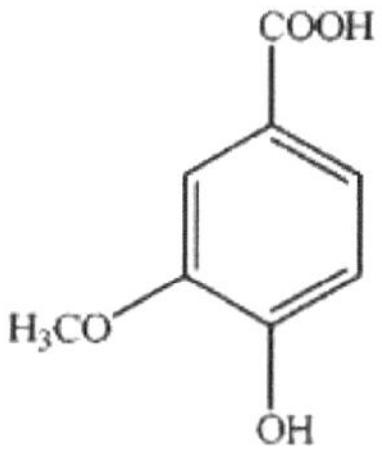

(25)

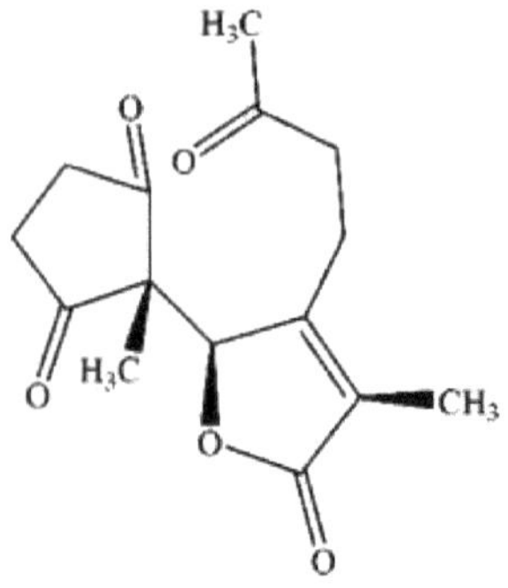

H$_3$C
O O
O H$_3$C CH$_3$
O
O

(26)

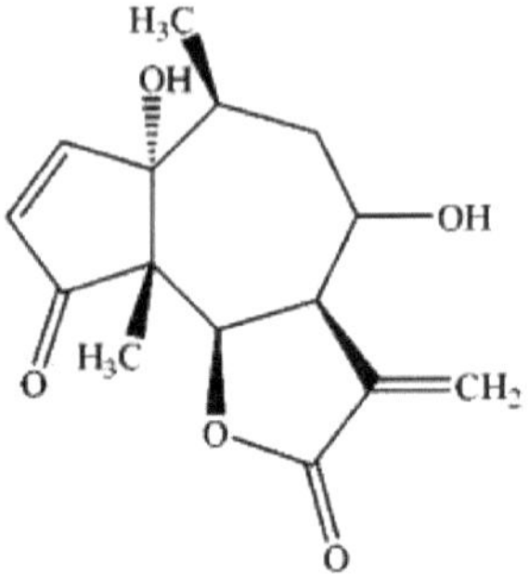

H$_3$C
OH
OH
O H$_3$C CH$_2$
O
O

(27)

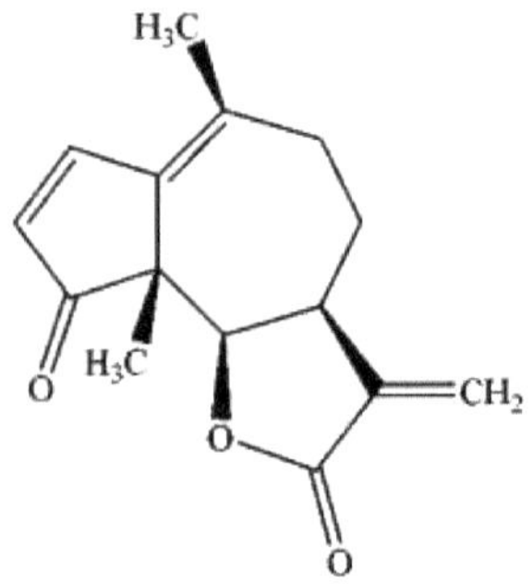

H$_3$C
O H$_3$C CH$_2$
O
O

(28)

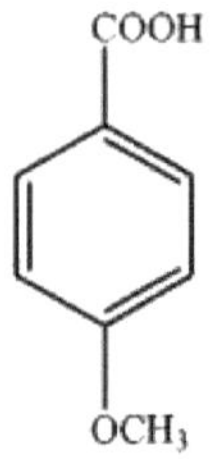

COOH
OCH$_3$

(29)

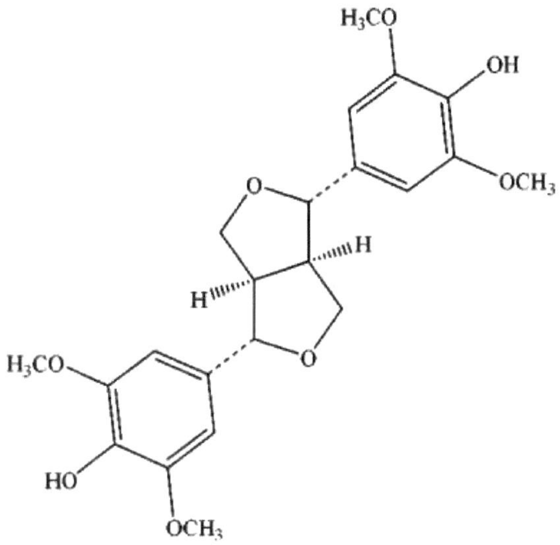

(30)

2.4 Efeitos benéficos de *Parthenium hysterophorus* L.

2.4.1 Papel de *P. hysterophorus* como agente antibacteriano

Os extractos de *P. hysterophorus* demonstraram uma atividade antibacteriana notável contra *Staphylococcus aureus*, *Pseudomonas aeroginosa*, *Escherichia coli*, *Bacillus subtilus*, *Enterococcus* spp. (Fazal *et al*., 2011) e *Helicobacter pylori* (Espinosa-Rivero *et al*., 2015). As estirpes do género *Streptomyces*, isoladas de folhas e raízes de *P. hysterophorus*, apresentaram uma atividade antimicrobiana significativa contra agentes patogénicos nosocomiais multirresistentes, incluindo *Enterobacter*, *Pseudomonas*, *Escherichia coli*, *Bacillus*, *Candida albicans* e *Staphlococcus aureus* (Tanvir *et al*., 2013).

2.4.2 Atividade larvicida de *P. hysterophorus* contra *Aedes aegypti* L.

Foi relatada uma atividade larvicida e de dissuasão da oviposição significativa de *P. hysterophorus* contra o vetor primário da febre de dengue *Aedes aegypti* L. (Kumar *et al*., 2011; Kumar *et al*., 2012).

2.4.3 Papel da *P. hysterophorus* como agente hipoglicémico

Num estudo, foi revelado que o extrato aquoso das cabeças das flores de *P. hysterophorus* diminui o nível de glicose em ratos diabéticos induzidos por aloxana, sem qualquer efeito em animais normais (Patel *et al*., 2008).

2.4.4 *P. hysterophorus* como agente herbicida

A partenina, a principal lactona sesquiterpénica de *P. hysterophorus*, tem uma atividade herbicida selectiva contra *Ageratum conyzoides*, sem danificar a cultura do trigo (Batish *et al*., 1997).

2.4.5 *P. hysterophorus* como agente pesticida

A partenina, isolada de *P. hysterophorus*, e os seus derivados de lactona sesquiterpénica revelaram-se eficazes contra as larvas *de Spodoptera litura* (ação antifeedante); a praga dos cereais armazenados *Callosobruchus maculatus* (atividade inseticida); *Cassia tora* (ação fitotóxica) e o nemátodo das galhas *Meloidogyne incognita* (atividade nematicida) (Datta e Saxena, 2001).

2.4.6 Atividade acaricida de *P. hysterophorus*

Os extractos obtidos a partir das folhas de *P. hysterophorus* revelaram-se eficazes contra o ácaro vermelho *Oligonychus coffeae* (Mech *et al*., 2013).

2.4.7 Atividade nematicida de *P. hysterophorus*

O extrato aquoso de *P. hysterophorus* matou *Meloidogyne incognita* e *Helicotylenchus dihystera*. Este efeito foi causado pela partenina e o extrato de folha foi mais eficaz do que os extractos de caule e raiz. Foi mais eficaz como inibidor da eclosão de ovos do que como nematicida (Hasan e Jain, 1984).

2.4.8 Atividade citotóxica de *P. hysterophorus*

O extrato metanólico de cabeças de flores de *P. hysterophorus* demonstrou atividade citotóxica in vitro (Anup *et al*; 2015). Os ácidos fenólicos das plantas, especialmente o ácido ferúlico, o ácido vanílico e o ácido cafeico possuem atividade anticancerígena (Panwar *et al*., 2015). Todas as partes de *P. hysterophorus* revelaram possuir propriedades anticancerígenas consideráveis (Kumar *et al*.,

2014).

2.4.9 *P. hysterophorus* como fonte de agente anti-HIV

O extrato da folha de *P. hysterophorus* mostrou uma atividade anti-HIV moderada (Kumar *et al*, 2013[a]).

2.4.10 Atividade antioxidante de *P. hysterophorus*

A P. hysterophorus tem vários fitoquímicos que possuem um potencial antioxidante considerável e atividade lipoprotectora contra danos nas membranas (Krishnaveni, 2013; Kumar *et al.*, 2013[b]; Panwar *et al.*, 2015).

2.4.11 *P. hysterophorus* como fonte de alimento para os animais

Após a ensilagem, deixa de haver partenina e a erva daninha torna-se um alimento seguro para os animais, fornecendo azoto de melhor qualidade sem afetar os parâmetros hematológicos (Narasimhan *et al.*, 1993).

2.4.12 *P. hysterophorus* como substrato para a produção de ácido oxálico

O ácido oxálico, com cerca de 98% de pureza, foi produzido tratando o material vegetal com ácidos nítrico e sulfúrico concentrados (agentes oxidantes) e vanadato de amónio (catalisador) a 75°C durante cerca de 4 horas (Mane *et al.*, 1986).

2.4.13 *P. hysterophorus* como fonte de carbono para a produção de xilanase alcalitolerante

O P. hysterophorus, como fonte de carbono, e *a Eichhornia crassipes* foram investigados como matérias-primas de baixo custo para a produção de xilanase tolerante aos álcalis a partir do *Penicillium oxalicum* SAUE-3.510 mutante. A produção de xilanase foi elevada, mas ligeiramente inferior à obtida na presença de xilano comercial de aveia e espelta. Assim, *o P. hysterophorus* pode ser utilizado como fonte de carbono de baixo custo para reduzir o custo global do processo de produção de xilanase (Dwivedi *et al.*, 2009).

2.4.14 Produção de bioetanol a partir de *P. hysterophorus*

A biomassa residual de *P. hysterophorus* é uma fonte barata e valiosa para a produção de bioetanol, a ser utilizado como biocombustível alcoólico (Bharadwaja *et al.*, 2015; Singh *et al.*, 2014).

2.4.15 Utilização de *P. hysterophorus* para a remoção de *p-cresol* de resíduos industriais

águas residuais

Verificou-se que o carvão ativado preparado a partir de *P. hysterophorous* era tão eficaz como o carvão ativado de qualidade comercial para adsorver o poluente altamente tóxico *p-cresol* de uma solução aquosa, com a vantagem de ser barato e não necessitar de regeneração (Singh *et al.*, 2008).

2.4.16 Utilização de *P. hysterophorus* para a remoção de corantes e iões de metais pesados

de águas residuais industriais

A P. hysterophorus pode ser utilizada eficazmente para a remoção de Cd(II) (Ajmal *et al.*, 2006), Cr(VI) (Venugopal e Mohanty, 2011), Ni(II) (Lata *et al.*, 2008[b]), azul de metileno (Lata *et al.*, 2007), rodamina-B (Lata *et al.*, 2008[a]), violeta ácido 17, Fe(II), fenol, Hg(II) e verde de malaquite de águas residuais industriais (Rajeshwarisivaraj e Subburam, 2002).

1.1.17 *P. hysterophorus* como aditivo na produção de biogás

A produção de biogás a partir de estrume de bovinos foi comparada com uma mistura digerida anaerobicamente de *P. hysterophorus* e estrume de bovinos (10% w/w) à temperatura ambiente. O rendimento do biogás foi quase o mesmo (Gunaseelan, 1987).

1.1.18 Papel de *P. hysterophorus* como agente redutor na produção de prata nanopartículas

Utilizando a abordagem da química verde, foram sintetizadas nanopartículas de prata ecológicas de dimensões bem definidas, reduzindo os iões metálicos com o extrato de folhas de *P.hysterophorus* (Parashar *et al.*, 2009).

1.1.19 Papel de *P. hysterophorus* na formação de nanopartículas de zinco e estimativa da sua atividade antifúngica

Utilizando diferentes concentrações de extrato de folha de parthenium, que actua como agente redutor, foram sintetizadas nanopartículas de óxido de zinco de forma esférica e hexagonal. Este método de síntese era simples, económico e amigo do ambiente e as nanopartículas sintetizadas eram altamente estáveis. Estas nanopartículas demonstraram uma atividade antifúngica dependente do tamanho contra agentes patogénicos fúngicos de plantas, especialmente contra *Aspergillus niger* e *Aspergillus flavus* (Rajiv *et al.*, 2013[a]).

1.1.20 Utilidade de *P. hysterophorous* como adubo orgânico

A digestão anaeróbica de *P. hysterophorus* elimina o seu potencial alelopático, conserva o teor de azoto, fósforo e potássio e pode ser aplicada como adubo orgânico (Gunaseelan, 1998). A partenina e os fenóis de *P. hysterophorus* podem ser erradicados por vermicompostagem, utilizando *Eudrilus eugeniae* e *Eisenia fetida* e misturando com uma quantidade adequada de estrume de vaca (Rajiv *et al.*, 2013[b]; Yadav e Garg, 2011).

2.5 Estudos farmacológicos sobre *Parthenium hysterophorus* L.

No rastreio farmacológico, *P. hysterophorus* mostrou atividade relaxante do músculo esquelético (Jha *et al.*, 2011), hepatotoxicidade (Kumari *et al.*, 2015) e neostigmina como ação de bloqueio neuromuscular (Vijayalakshmi *et al.*, 1999) em ratos. O extrato metanólico provocou um aumento dos neutrófilos e das plaquetas, uma diminuição dos glóbulos vermelhos, da hemoglobina e dos linfócitos (Maurya e Kushwaha, 2010; Yadav *et al.*, 2010). Verificou-se que a partenina está mais concentrada no fígado e nos rins, sendo excretada na urina, no leite e nas fezes (Narasimhan *et al.*, 1984).

2.6 Efeitos nocivos de *Parthenium hysterophorus* L.

2.6.1 Efeitos alelopáticos

Relata-se que *P. hysterophorus* tem um forte efeito alelopático e o seu efeito foi mais forte quando comparado com o efeito de duas outras plantas desta família, ou seja, *Ageratum conyzoides* L. e

Sonchus oleraceous L., na germinação de *Vigna radiata* L. (Shabbir e Javaid, 2010). A cinza desta erva daninha também é alelopática (Kumar e Kumar, 2010; Singh *et al.*, 2003). Este efeito alelopático inibe a germinação das sementes e o crescimento das plântulas e, por conseguinte, destrói várias árvores e culturas úteis (Swaminathan *et al.*, 1990), por exemplo, *Eragrostis tef* (Tefera, 2002), espécies de *Brassica* (Singh *et al*, 2005), *Zea mays* (Safdar *et al.*, 2015; Safdar *et al.*, 2016), trigo comum, *Triticum aestivum* (Khaliq *et al.*, 2015) e ocupa terras agrícolas úteis (Towers e Rao, 1992). Este efeito alelopático é causado pelas lactonas sesquiterpénicas, nomeadamente a partenina e os fenólicos (ácido *p-cumárico*, ácido cafeico, ácido *p-hidroxibenzóico*, ácido vanílico, ácido clorogénico e ácido ferúlico). Estes constituintes solúveis em água são libertados durante o processo de decomposição natural da infestante e também lavados pela chuva a partir das folhas e acumulam-se no solo (Belz *et al.*, 2007; Kanchan, 1980).

P. hysterophorus é nociva para a flora aquática (Pandey, 1996) e também apresenta efeitos de autotoxicidade (Kumari e Kohli, 1987; Picman e Picman, 1984).

2.6.2 Dermatite

A partenina e a ambrosina são os principais constituintes que causam efeitos dermatológicos e estes constituintes estão presentes nos tricomas das folhas, filárias e aquénios (Rodriguez *et al.*, 1976). O envolvimento da erva parthenium na dermatite de contacto foi verificado pelo teste ELISA (Wedner *et al.*, 1989).

Afecta tanto os seres humanos como os animais. Nos seres humanos, provoca rinite alérgica, falta de ar (semelhante à asma), eczema, dermatite, comichão nos lados do pescoço, no "V" do pescoço, em parte da cara, na parte de trás dos joelhos e na parte da frente dos cotovelos. Nos animais, provoca diarreia, falta de ar, erupções papulares eritematosas graves e asfixia, levando por vezes à morte (Maishi *et al.*, 1998; Rao *et al.*, 1977).

A dermatite é causada por uma reação imuno-inflamatória que envolve hipersensibilidade do tipo I e do tipo IV. O teste de contacto com extrato de Parthenium é utilizado para confirmar esta alergia de contacto.

O problema pode ser tratado através da técnica de hipo-sensibilização oral, evitando o contacto com o alergénio, utilizando corticosteróides tópicos e outros agentes imunossupressores como a azatioprina. Os factores genéticos responsáveis por este problema têm de ser estudados (Agarwal e D'Souza, 2009; Handa e Sahoo, 2001; Lakshmi e Srinivas, 2007; Mahajan *et al.*, 2014; Sharma e Verma, 2012).

2.6.3 Toxicidade dos animais vivos

A P. hysterophorus é tóxica para o gado, provoca lesões externas que resultam em perda de pelo e despigmentação, dermatite, ulcerações na língua, manchas pálidas no fígado, toxicidade dos rins, distensão da vesícula biliar, congestão grave em todo o trato gastrointestinal, ulcerações no esófago e em todo o trato alimentar, levando à morte. A partenina é a principal causa desta toxicidade, que se encontra concentrada no fígado e nos rins, provocando alterações degenerativas graves nestes órgãos vitais (Narasimhan *et al.*, 1984; Narasimhan *et al.*, 1977; Towers e Rao, 1992).

2.7 Controlo de *Parthenium hysterophorus* L.

Para controlar o crescimento de *P. hysterophorus*, foram desenvolvidas várias técnicas.

2.7.1 Controlo físico

Os métodos físicos, como o desenraizamento e a queima, não são eficazes devido aos efeitos tóxicos das ervas daninhas e do fumo (Kaur *et al.*, 2014; Vogler *et al.*, 2006)

2.7.2 Controlo químico

Foram testados vários agentes químicos para a atividade herbicida contra a erva daninha parthenium e foram obtidos resultados satisfatórios, por exemplo, glifosato, isoproturão, metribuzina (Khan *et al.*, 2012[a]; Shabbir, 2014), atrazil 38% SC, Bromoxynil+MCPA 40EC, Ametryn+Atrazine 80WP, Butachlor 60EC (Javaid, 2007) e pyraflufen-ethyl (Fernandez *et al.*, 2014).

2.7.3 Controlo biológico

Os métodos de controlo físico e químico não são eficazes porque só podem ser aplicados numa área limitada e também causam riscos para a saúde. Para controlar eficazmente esta erva daninha, foram estudadas várias espécies de plantas e insectos supressores e introduzidas no mercado em várias regiões do mundo.

Plantas supressoras: *Eucalyptus globules*, *Eucalyptus citriodora* e *Eucalyptus camaldulensis* (Javaid e Shah, 2007; Kohli *et al.*, 1998), *Puccinia abrupta* var. *partheniicola* (fungo da ferrugem) (Fauzi *et al*, 1999), *Nerium oleander* L. (Rajyalakshmi *et al.*, 2011), *Datura metel* (Javaid *et al.*, 2010[a]), *Mangifera indica* L. (Javaid *et al.*, 2010[b]), *Ziziphus mauritiana* L. e *Ricinus communis* L. (Safdar *et al*, 2013), *Helianthus annuus* L. e *Sorghum bicolor* L. (Javaid *et al.*, 2006), *Withania somnifera* L. (Javaid *et al.*, 2011), *Desmostachya bipinnata* (Javaid *et al*, 2005), *Sorghum halepense*, *Cenchrus pennisetiformis* e *Dicanthium annulatum* (Javaid e Anjum, 2006), *Cenchrus ciliaris*, *Setaria incrassata* e *Panicum maxicum* (Khan *et al.*, 2012[b)]) e *Cassia uniflora* (Joshi, 1991).

Insectos e agentes patogénicos: traça mineira das folhas *Bucculatrix parthenica*, traça da galha do caule *Epiblema strenuana*, gorgulho alimentador de sementes *Smicronyx lutulentus*, funil de plantas *Stobaera concinna*, escaravelho das folhas *Zygogramma bicolorata* (sendo mais eficazes as libertações aumentativas), gorgulho alimentador de raízes *Thecesternus hirsutus* (Dhileepan, 2001; Dhileepan *et al.*, 2000; McClay, 1985; Sushilkumar e Ray, 2011).

Atualmente, no Paquistão, a população de *Zygogramma bicolorata* é muito baixa e não existe uma técnica bem desenvolvida para controlar esta infestante. Devem ser desenvolvidas ligações entre institutos paquistaneses e internacionais para partilhar experiências e utilizar programas de controlo biológico e outros (Javaid e Shabbir, 2006; Shabbir e Adkins, 2008).

2.7.4 Controlo através da utilização

A melhor forma de controlar esta erva daninha é utilizá-la de forma construtiva. Foram descobertos vários fitoconstituintes úteis, actividades biológicas e utilizações desta planta. É necessária mais investigação para destacar as suas outras utilizações e actividades.

Capítulo 3
Materiais e métodos

Este projeto de investigação foi realizado no Laboratório de Farmacognosia, na Faculdade de Farmácia, Universidade Bahauddin Zakariya de Multan, Paquistão. Os pormenores dos vários procedimentos adoptados e os métodos de preparação de soluções e reagentes, utilizados neste trabalho de investigação, são descritos neste capítulo.

3.1 Recolha e identificação da planta

A planta foi colhida no Bio-Park no mês de agosto de 2015 e foi identificada como *Parthenium hysterophorus* Linnaeus (Fam. Asteraceae), pelo taxonomista desta universidade, Dr. Zafar Ullah Zafar. O comprovativo n.º "The plant list.org/tpl1.1/record/gcc-22084" foi depositado no Instituto de Biologia Pura e Aplicada, Universidade Bahauddin Zakariya de Multan, Paquistão.

3.2 Preparação de instalações para a realização de diferentes ensaios

As cabeças das flores, as folhas, os caules e as raízes foram separados, secos à sombra durante cerca de 35 dias e depois triturados em pó fino ou em pó grosso, dependendo da natureza dos testes a efetuar. Para os estudos histológicos e histoquímicos, foram utilizadas plantas frescas retiradas do campo, tal como recomendado por Johansen (Johansen, 1940).

3.3 Morfologia, caracteres organolépticos e ensaios preliminares

Foram estudados a morfologia e os caracteres organolépticos de flores, folhas, caules e raízes frescos e secos à sombra, por exemplo, tipo de flor, folha, caule e raiz; cor; tamanho; forma; odor; fratura; aspeto das superfícies fracturadas; textura; marcas externas; pubescência, etc.

Também foram efectuados alguns testes preliminares nas partes em pó da planta, por exemplo cor; odor; sabor; 1 g de pó foi misturado em 10 mL de água e deixado repousar durante algum tempo para verificar a presença de substâncias gomosas e mucilaginosas; uma pequena quantidade de pó foi pressionada entre papel de filtro para observar a mancha causada por óleos fixos e voláteis; uma pequena quantidade de pó foi agitada vigorosamente com um volume adequado de água num tubo de ensaio para verificar a probabilidade da presença de saponinas; uma pequena quantidade de pó foi fervida suavemente em água para verificar a presença e o odor de óleos voláteis (Trease e Evans, 1978; Tyler *et al.*, 1976; Organização Mundial de Saúde, 2011).

3.4 Análise microscópica

O microscópio de luz composto com uma ampliação total de 40X, 100X e 400X foi utilizado neste trabalho de investigação, tendo sido operado, manuseado, armazenado e limpo de acordo com as diretrizes descritas em "Practical Forensic Microscopy: A Laboratory Manual". As lâminas foram preparadas e as experiências foram realizadas utilizando o kit micro para estudantes, que continha várias ferramentas, *nomeadamente* pinças de extremidade fina e direita, pinças de extremidade fina e curva, pinças, sonda de agulha, lápis de chumbo, borracha de lápis, régua transparente de 6 polegadas, pipeta de vidro e bolbo, microespátula, tesoura, bisturi com lâmina, escova de pelo de camelo e lâminas de barbear (Wheeler e Wilson, 2011).

3.4.1 Exame dos tecidos superficiais

Folha e pedicelo: Colocou-se um pequeno pedaço de pedicelo e uma folha com uma nervura grande (cortada em duas porções, uma com a face abaxial para cima e a outra com a face adaxial para cima) numa lâmina de vidro, aquecida num microchaminé após a adição de solução de hidrato de cloral (agente de limpeza e branqueamento) e a colocação da tampa de vidro. As amostras foram fervidas cuidadosamente, adicionando mais solução de descoloração e retirando repetidamente a lâmina do queimador quando apareciam bolhas, até ficarem transparentes. Em seguida, a amostra foi transferida para uma nova lâmina de vidro limpa, foram adicionadas 2 gotas de solução de hidrato de cloral e observada ao microscópio, depois de colocar o vidro de cobertura, primeiro com uma ampliação menor e depois com uma ampliação maior (Organização Mundial de Saúde, 2011).

Filário, palea e pappus: Foi adotado o mesmo procedimento para o filário, a pálpea e o papo, mas estes foram utilizados inteiros e não cortados em pedaços devido ao seu pequeno tamanho (Organização Mundial de Saúde, 2011).

3.4.2 Corte transversal, coloração e exame

Foram cortadas secções transversais finas do caule, da raiz e da folha (através da nervura central) com uma lâmina de barbear afiada. Em cada corte, a lâmina foi limpa e humedecida com água para evitar a contaminação das secções e para cortar suavemente. Estas secções foram desidratadas por tratamento com álcool em concentrações crescentes e coradas com solução de safranina, ou seja, tratadas, passo a passo, durante dois minutos em cada concentração de álcool, 10%, 20%, 30%, 40%, 50%, 50% de álcool contendo duas gotas de solução de safranina, 60%, 70%, 80%, 90%, 95% e depois com álcool absoluto. Para limpar as secções e contrariar o encolhimento e o endurecimento dos tecidos causados pelo álcool, as secções foram tratadas com óleo de cravo durante um minuto e, em seguida, lavadas com xilol para remover todos os vestígios de óleo de cravo, a fim de evitar o desbotamento da cor e a fragilidade dos tecidos. Em seguida, estas secções foram fixadas em lâminas de vidro limpas com bálsamo da canada, cobertas com vidro de cobertura e observadas ao microscópio (Johansen, 1940; Khandelwal, 2008).

3.4.3 Exame de materiais em pó

Para este teste, foi utilizado pó fino da respectiva parte da planta. Colocou-se uma solução de hidrato de cloral (1 a 2 gotas) no centro de uma lâmina limpa. A ponta da agulha, humedecida com água, foi mergulhada no pó e uma quantidade mínima de pó fino aderente à ponta da agulha foi transferida para a solução de teste na lâmina. Agita-se cuidadosamente com a ajuda da ponta da agulha. Colocou-se cuidadosamente um vidro de cobertura previamente limpo na lâmina, segurando-o com uma pinça, de modo a que a sua extremidade entrasse em contacto com o meio de montagem e, em seguida, fosse baixado para o local. Este método permite que as grandes bolhas de ar se libertem em vez de permanecerem na amostra. O vidro de cobertura foi ligeiramente pressionado com o cabo da agulha e o fluido extra que escorria do vidro de cobertura foi aspirado com papel de filtro. Nos casos em que o meio de montagem era em menor quantidade, adicionaram-se mais 1 a 2 gotas através da parte lateral do vidro de cobertura, permitindo que este se movesse por ação capilar sob o vidro de cobertura. A lâmina foi também aquecida suave e repetidamente sobre o micro-queimador, arrefecida e observada ao microscópio (Stahl, 1973; Organização Mundial de Saúde, 2011).

3.5 Estudos histoquímicos

Foram aplicados diferentes reagentes em superfícies transparentes, secções transversais e materiais em pó sobre a lâmina de vidro para análise da natureza química do conteúdo celular. Foram cortadas secções relativamente espessas para garantir a presença de conteúdo celular. Tomou-se especial cuidado quando se utilizaram reagentes voláteis e ácidos concentrados para evitar danificar as lentes e a platina do microscópio (Johansen, 1940; Stahl, 1973; Organização Mundial de Saúde, 2011).

Teste da lenhina: A superfície transparente, a secção transversal e o pó de uma parte específica da planta foram tratados com cloroglucinol TS e deixados em repouso durante dois minutos. O excesso de solução foi removido com uma tira de papel de filtro. Foi adicionada uma gota de ácido clorídrico e observada ao microscópio após a aplicação do vidro de cobertura (Organização Mundial de Saúde, 2011).

Teste de celulose: Depois de colocar o material de amostra na lâmina de vidro, adicionou-se 1 gota de solução de iodo e deixou-se repousar durante 1 minuto. Depois disso, o excesso de solução foi removido com papel de filtro e foi adicionada 1 gota de ácido sulfúrico. Observado ao microscópio após a colocação do vidro de cobertura (Organização Mundial de Saúde, 2011).

Teste de deteção de grânulos de amido: A amostra foi colocada na lâmina de vidro e foi adicionada 1 gota de solução de iodo e observada ao microscópio (Organização Mundial de Saúde, 2011).

Teste para gorduras e óleos voláteis: A solução de vermelho Sudão foi aplicada na amostra sobre a lâmina de vidro e observada ao microscópio após um aquecimento suave (Organização Mundial de Saúde, 2011).

Teste para taninos: 1 a 2 gotas de cloreto férrico TS foram aplicadas na amostra e observadas ao microscópio (Organização Mundial de Saúde, 2011).

3.6 Análise de fluorescência

Uma pequena quantidade de pó do caule seco à sombra foi colocada numa lâmina de vidro, tratada com um reagente específico e a sua cor foi observada imediatamente à luz do dia e sob uma lâmpada UV de 245 nm e 366 nm de comprimento de onda. A cor desenvolvida por reagentes voláteis, por exemplo etanol, foi observada rapidamente com mais precaução antes da secagem da amostra. O mesmo procedimento foi utilizado para a análise de florescência de cabeças de flores, folhas e raízes (Chase e Pratt, 1949; Kokoski *et al.*, 1958; Trease e Evans, 1978).

3.7 Parâmetros físico-químicos

3.7.1 Determinação das matérias extraíveis

Extração a quente: Num erlenmeyer, colocaram-se 100 ml de água e adicionaram-se 4 g da parte da planta em pó, para a qual se pretendia calcular o valor extrativo. Em seguida, pesa-se o erlenmeyer, agita-se bem e deixa-se repousar durante 60 minutos. Colocou-se um condensador de refluxo no balão, ferveu-se suavemente durante 60 minutos, arrefeceu-se e pesou-se. O peso foi reajustado, com água, para o peso total original, agitado e filtrado. 25 mL deste filtrado foram recolhidos num prato tarado e evaporados até à secura num banho de água. Em seguida, secou-se a 105 °C numa estufa (durante 6 horas), arrefeceu-se num exsicador e pesou-se. Calculou-se a matéria extraível em g por 100 g de amostra.

Maceração a frio: 4 g de amostra em pó foram colocados num frasco cónico. Macerou-se com 100 mL de água durante cerca de 6 horas, agitou-se frequentemente e manteve-se sem perturbações durante 18 horas.

Depois de filtrado, 25 ml do filtrado foram recolhidos numa placa tarada e evaporados até à secura num banho de água. Em seguida, secou-se (numa estufa) a 105 °C durante 6 horas, arrefeceu-se num exsicador e pesou-se. O valor da matéria extraível foi calculado da mesma forma que o da extração a quente (Organização Mundial de Saúde, 2011).

3.7.2 Determinação das perdas por secagem

Colocaram-se 3 g de raiz em pó numa placa de Petri, previamente seca e tarada. Em seguida, secou-se numa estufa, aquecendo a 105 °C, até que a diferença entre duas leituras consecutivas não fosse superior a 5 mg. Foi calculada a perda de peso em gramas por 100 g de amostra. O mesmo procedimento foi utilizado para as folhas, o caule e as cabeças das flores (Organização Mundial de Saúde, 2011).

3.7.3 Determinação do índice de inchamento

Foram colocados 2 g de amostra finamente pulverizada numa proveta graduada (com rolha de vidro). Deitou-se 25 ml de água e a mistura foi agitada cuidadosamente de 10 em 10 minutos durante 1 hora e depois mantida sem perturbações durante cerca de 3 horas (à temperatura ambiente). Foi calculado o volume em ml ocupado por 1 g de amostra. O valor médio de três leituras foi calculado como o resultado final (Organização Mundial de Saúde, 2011).

3.7.4 Determinação do índice de formação de espuma

1 g de amostra em pó foram colocados num erlenmeyer, foram adicionados 100 mL de água a ferver e mantidos em ebulição moderada durante meia hora. Filtrou-se após arrefecimento e adicionou-se água, através do papel de filtro, para perfazer 100 mL. O filtrado foi vertido em 10 tubos de ensaio (de 16 cm de altura e 16 mm de diâmetro), num volume sucessivo de 1 mL, 2 mL e 3mL, até 10 mL. O volume de cada tubo foi ajustado para 10 mL, com água. Estes tubos foram então

agitados, durante 15 segundos, num movimento longitudinal, com a frequência de duas agitações por segundo e mantidos sem perturbação durante 15 minutos. Mediu-se a altura da espuma em cada tubo. Esta era inferior a 1 cm (Organização Mundial de Saúde, 2011).

3.8 Estudos fitoquímicos

3.8.1 Teste para deteção de alcalóides

1.6 g da parte em pó da planta foi fervida com 15 mL de água acidificada, deixada arrefecer e assentar e depois filtrada. A 1mL deste filtrado, foi adicionada 1 gota do reagente de Dragendorff (o reagente mais sensível para a deteção de alcalóides) para verificar a possibilidade de alcalóides e, se o reagente de Dragendorff não produzisse precipitados, o teste era interrompido com a afirmação de ausência de alcalóides. Na produção de precipitados pelo reagente de Dragendorff a este nível, o teste foi continuado tornando o filtrado alcalino para papel de tornassol através da adição de solução de amoníaco diluída. Após agitação suave com 5 mL de clorofórmio, a camada de clorofórmio foi retirada, extraída com 10 mL de ácido acético diluído e a camada ácida foi separada e dividida em quatro porções em quatro tubos de ensaio. A cada tubo de ensaio, foram adicionadas duas gotas de um dos seguintes reagentes (reagente de Dragendorff, reagente de Mayer, reagente de Wegner e reagente de Hagar). Os resultados foram comparados com uma porção de controlo não tratada e com uma solução de quinino como referência (Brain e Turner, 1975).

3.8.2 Teste para deteção de antraquinonas livres

As partes da planta foram secas à sombra e transformadas em pó. Foram pesados com exatidão 0,15 g e colocados em 10 mL de água quente durante 7 minutos. Depois disso, foi filtrado sem arrefecimento e o filtrado foi arrefecido. Este filtrado foi extraído com 10 mL de clorofórmio. Este clorofórmio foi então separado e misturado suavemente com 5 mL de água numa ampola de decantação. Depois disso, esta porção de clorofórmio foi separada e agitada com 5 mL de solução de amoníaco diluído. Na camada de amoníaco, observou-se uma coloração rosa a vermelho-cereja (indicativa de antraquinonas livres) (Brain e Turner, 1975).

3.8.3 Teste para deteção de glicosídeos de antraquinona

10 mL de solução de cloreto férrico e 5 mL de HCL foram misturados num tubo de ensaio e 0,15 g de planta em pó foram adicionados e aquecidos, durante cerca de 10 minutos, em banho-maria. Filtrado a quente. O filtrado foi arrefecido e depois extraído com 10 mL de clorofórmio. Depois disso, a camada de clorofórmio foi lavada com 5 mL de água. A porção de clorofórmio foi então agitada com 5 mL de solução de amoníaco diluído. Na camada de amoníaco, foi observada uma cor rosa ou vermelha mais intensa em comparação com a das antraquinonas livres (indicativa de glicosídeos de antraquinona) (Brain e Turner, 1975).

3.8.4 Teste para deteção de glicosídeos cardíacos

1 g de caule em pó foi fervido, durante 2 minutos, em 10 mL de álcool (70%), em banho-maria. Filtrou-se e o filtrado foi diluído com água (água com o dobro do volume do filtrado). Foi

adicionada uma solução de subacetato de chumbo (1 mL) e a solução coloidal resultante foi filtrada. Este filtrado foi extraído com clorofórmio (de igual volume) e a camada de clorofórmio foi colocada numa cápsula de porcelana e evaporada em banho-maria. Adicionou-se a este prato uma solução de cloreto férrico a 3,5% em ácido acético glacial (3 mL), misturou-se e deixou-se repousar durante 60 segundos. Esta solução foi vertida para um tubo de ensaio e adicionou-se 1,5 mL de ácido sulfúrico, correndo com a parede do tubo de ensaio. Foi observada uma cor verde pálida na camada superior e uma cor castanha na interface (indicativa de glicosídeos cardíacos). O mesmo teste foi aplicado em cabeças de flores, folhas e raízes (Brain e Turner, 1975).

3.8.5 Teste para deteção de saponinas

Uma pequena quantidade (cerca de 0,5 g) de amostra em pó foi agitada vigorosamente com água e observou-se a persistência da espuma (Brain e Turner, 1975).

3.8.6 Teste para deteção de taninos

1 g de amostra (em pó) foi fervida em 10 mL de água, filtrada e arrefecida. No filtrado, foram adicionados 2 mL de solução de cloreto férrico e observou-se o aparecimento de uma cor preta azulada ou preta esverdeada (indicativa da presença de taninos) (Evans, 2009).

3.9 Preparação de soluções e reagentes

3.9.1 Preparação da solução de hidrato de cloral

Esta solução foi preparada dissolvendo 80 g de hidrato de cloral em 20 mL de água com aquecimento (British Pharmacopoeia, 2015).

3.9.2 Preparação de ácido acético diluído

Foi preparado diluindo 12 g de ácido acético glacial em 100 mL de água destilada (British Pharmacopoeia, 2015).

3.9.3 Preparação de uma solução diluída de amoníaco (10% p/p)

A solução de amoníaco diluído (10% w/w) foi preparada diluindo uma solução de amoníaco forte com água destilada (British Pharmacopoeia, 2015).

3.9.4 Preparação da TS de Dragendorff

A solução 1 foi preparada dissolvendo 850 mg de subnitrato de bismuto em 40 mL de água e 10 mL de ácido acético glacial. *A solução 2* foi preparada dissolvendo 8 g de iodeto de potássio em 20 mL de água. *A solução-mãe* foi preparada misturando porções iguais da *solução 1* e da *solução 2* e armazenada num frasco de cor escura. 10 mL da *solução-mãe* foram misturados com 20 mL de ácido acético glacial e diluídos com água destilada para perfazer 100 mL (United States Pharmacopoeia, 2015).

3.9.5 Preparação da solução de cloreto férrico

Foi preparado dissolvendo 9 g de cloreto férrico em água suficiente para fazer 100 mL de solução (United States Pharmacopoeia, 2015).

3.9.6 Preparação da solução de subacetato de chumbo

Dissolver 40 g de acetato de chumbo em 90 mL de água sem dióxido de carbono. De seguida, ajustou-se o pH para 7,5, com uma solução forte de hidróxido de sódio. Depois disso, foi centrifugado e a solução sobrenadante incolor foi retirada e armazenada num recipiente bem fechado (British Pharmacopoeia, 2015).

3.9.7 Preparação do reagente de Mayer (iodeto de potássio mercúrico TS)

A solução 1 foi preparada dissolvendo 1,358 g de cloreto de mercúrio em 60 mL de água. *A solução 2* foi preparada dissolvendo 5 g de iodeto de potássio em 10 mL de água. Ambas as soluções foram misturadas e diluídas com água até 100 ml (United States Pharmacopoeia, 2015).

3.9.8 Preparação da solução de cloroglucinol

Dissolveu-se 0,1 g de floroglucina em 10 mL de etanol a 96%. Para efetuar o teste histoquímico para a lenhina, colocou-se 1 gota desta solução na amostra sobre a lâmina de vidro e, após dois minutos, adicionou-se uma gota de ácido clorídrico (British Pharmacopoeia, 2015; Stahl, 1973).

3.9.9 Preparação da solução de vermelho Sudão

0,5 g de Sudan Red III foi dissolvido em 50 mL de etanol (96%) com refluxo em ebulição. Depois disso, a solução foi arrefecida, filtrada e foram adicionados 50 mL de glicerol (Stahl, 1973).

Capítulo 4
Resultados e discussão
4.1 Morfologia, caracteres organolépticos e ensaios preliminares

Os caracteres morfológicos, organolépticos e os resultados de alguns testes preliminares efectuados em cabeças de flores, folhas, caule e raiz de *P. hysterophorus* são descritos a seguir.

4.1.1 Cabeças de flores

Planta fresca: Numerosas cabeças de flores (capitula) foram vistas nas pontas dos ramos. Estes capítulos eram mantidos na vertical ou ligeiramente inclinados para o exterior. Cada capitulo era de cor branca cremosa, de forma pentangular, com 3,5-4 mm de diâmetro, com cinco floretes de raio (um florete dentro de cada crista) e cerca de 45 floretes de disco **(Fig. 4.01-A)**. O odor do capitulo é ligeiro e indistinto. Filários finos, não peludos e quase translúcidos, em número de cinco, de tamanho pequeno, de cor verde, de textura flexível e de forma ovada, estavam ligados ao pedicelo, formando a fileira externa do involucro. Estes filários tornaram-se castanhos quando o capitulo estava completamente maduro antes da dispersão da semente. O pedicelo era de cor verde, com 2-7 mm de comprimento, com pêlos muito pequenos e não estava inchado no local de fixação ao recetáculo. Cinco filárias de papel verde-esbranquiçado estavam na fileira interna do involucro, formando a palea. O fruto era um aquénio (cipselas), de forma obovada, de cor castanha escura a preta e com 1,5 mm de comprimento **(Fig. 4.02-A)**. Havia cinco cipselas por capitulo; cada flor de raio formava uma cipsela. Cada aquénio tinha um pappus (constituído por quase três partes), dois floretes tubulares mortos (que pareciam estruturas de papel) e uma palea (filária interna). O peso das cipselas é muito ligeiro, o que facilita a sua dispersão.

Seco à sombra: Cada capitulo era de cor castanha, de forma pentangular, com 3-3,5 mm de diâmetro, contendo cinco floretes de raio (um florete dentro de cada crista) e cerca de 35-45 floretes de disco **(Fig. 4.01-B)**. Os capítulos secos à sombra eram quase inodoros. Cinco filários pequenos, finos, não peludos e translúcidos formavam a fileira externa do invólucro. Estes filários eram de cor verde-clara a castanha-clara, de forma ovalada e de textura inflexível. O pedicelo era peludo e de cor verde clara, mas os pêlos eram menos proeminentes do que os da planta fresca. Cinco filários papulosos verde-esbranquiçados a castanho-claros estavam na fileira interna do involucro e foram transformados em palea. No capitulo seco à sombra, a palea parecia mais proeminente do que as da planta fresca. Havia cinco cipselas por capitulo; cada cipsela era de peso muito leve, de forma obovada a elipsoide, de cor preta e 1,5 mm de comprimento **(Fig. 4.02-B)**. Cada aquénio tinha um pappus, duas flores tubulares mortas e uma pálea.

Pó: O pó das cabeças de flores secas à sombra era inodoro e de cor verde clara. O sabor era amargo. Não se observou qualquer mancha oleosa quando o pó foi pressionado entre papel de filtro e não se observou qualquer material gomoso quando se deixou o pó repousar durante algum tempo em água num tubo de ensaio. Ao agitar vigorosamente com água, não se observou espuma persistente e ao ferver não se observaram óleos voláteis.

4.1.2 Folhas

Planta fresca: As folhas eram bipinadas, com 10-15 cm de largura e 14-22 cm de comprimento, com pecíolos de cor verde com cerca de 2 cm de comprimento, com um odor ligeiro indistinto e semelhantes às folhas da cenoura **(Fig. 4.03-A)**. A disposição das folhas era alternada. A face adaxial era verde e a face abaxial era verde-amarelada. Pêlos finos e macios estavam presentes no pecíolo e em ambos os lados da lâmina foliar. A face abaxial era mais pubescente do que a face adaxial. As folhas em direção ao ápice eram relativamente mais pequenas e menos divididas. A textura era macia e flexível.

Seca à sombra: O pecíolo e ambos os lados da lâmina foliar eram de cor verde-clara, quase inodoros, inflexíveis e amassados. Nenhuma forma distinta era proeminente **(Fig. 4.03-B)**. Os pêlos eram menos proeminentes do que os da planta fresca.

Pó: O pó das folhas secas à sombra era de cor verde. O odor era semelhante ao do chá verde. O sabor era amargo. Não se observou qualquer mancha oleosa quando o pó foi pressionado entre papel de filtro e não se observou qualquer material gomoso quando se deixou o pó repousar durante algum tempo em água num tubo de ensaio. Ao agitar vigorosamente com água, não se observou espuma persistente e ao ferver não se observaram óleos voláteis.

4.1.3 Caule

Planta fresca: O caule era herbáceo, ereto, muito ramificado no topo, de cor verde, de forma octangular, com sulcos longitudinais, coberto de pêlos finos e macios e com um leve odor indistinto **(Fig. 4.04-A)**. A fratura era dura e fibrosa. A medula era macia, branca e redonda.

Secado à sombra: O caule seco à sombra era de cor verde clara, quase inodoro, octangular e longitudinalmente estriado. Os sulcos eram mais proeminentes e os pêlos menos proeminentes do que os da planta fresca **(Fig. 4.04-B)**. A fratura era dura e a cobertura exterior era arrancada durante a fratura.

A medula era macia, de cor castanha clara a castanha escura, contínua nas zonas superiores e com câmaras na base do caule.

Pó: O pó do caule seco à sombra era de cor verde-amarelada com um odor ligeiro e indistinto. O sabor era ligeiro e indistinto. Não se observou qualquer mancha oleosa quando o pó foi pressionado entre papel de filtro e não se observou qualquer material gomoso quando se deixou o pó repousar durante algum tempo em água num tubo de ensaio. Ao agitar vigorosamente, não se observou espuma persistente e, ao ferver, não se observou a formação de óleos voláteis.

4.1.4 Raiz

Planta fresca: A planta tinha um sistema de raiz axial de cor castanha clara com um odor indistinto claro com numerosos pêlos de raiz **(Fig. 4.05-A)**. O comprimento foi medido até 16 cm. A fratura era dura e fibrosa.

Seca à sombra: Sistema radicular castanho-escuro, quase inodoro e com até 15 cm de comprimento, com muitos pêlos radiculares **(Fig. 4.05-B)**. A fratura era muito dura e as superfícies fracturadas eram de cor amarela clara a verde amarelada.

Pó: O pó do caule era inodoro e de cor castanha amarelada. O sabor era ligeiro e indistinto. Não se observou qualquer mancha oleosa quando o pó foi pressionado entre papel de filtro e não se observou qualquer material gomoso quando se deixou o pó repousar durante algum tempo em água num tubo de ensaio. Ao agitar vigorosamente, , não se observou espuma persistente e, ao ferver, não se verificou a formação de óleos voláteis.

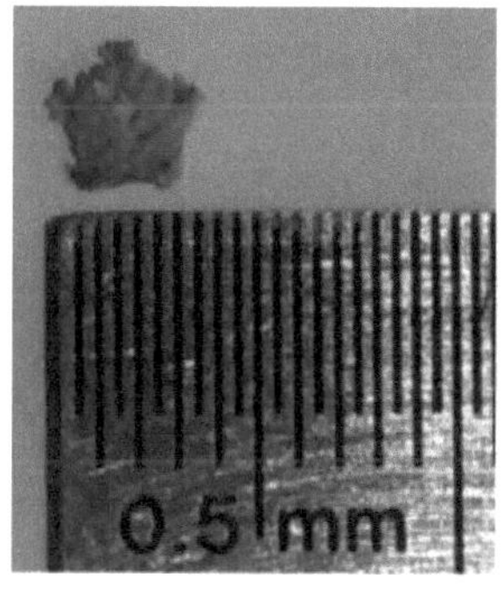

0.5 mm

Fig. 4.01-A: Capitulo (fresco)

Fig. 4.01-B: Capitulo (seco à sombra)

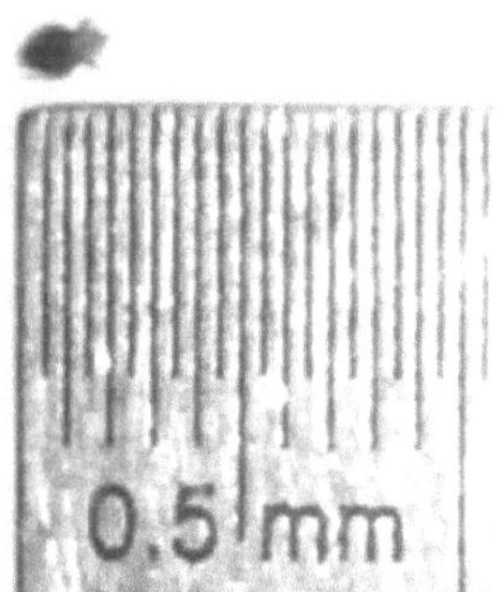

Fig. 4.02-A: Cypsela (fresca)

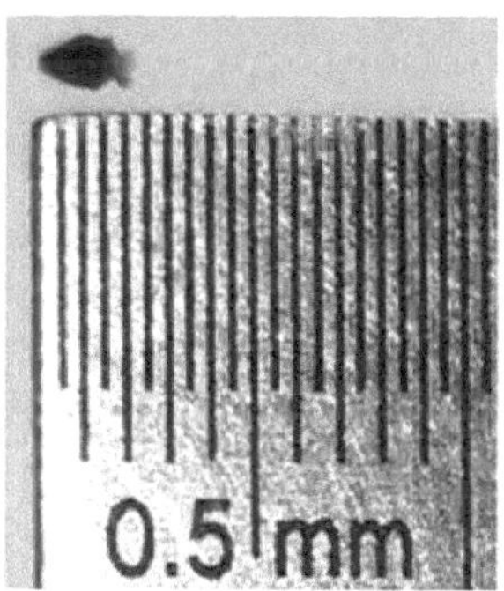

Fig. 4.02-B: Cypsela (seca à sombra)

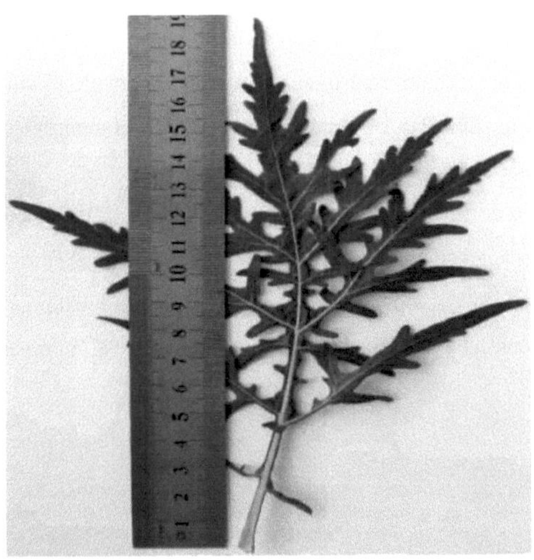

Fig. 4.03-A: Folha (fresca)

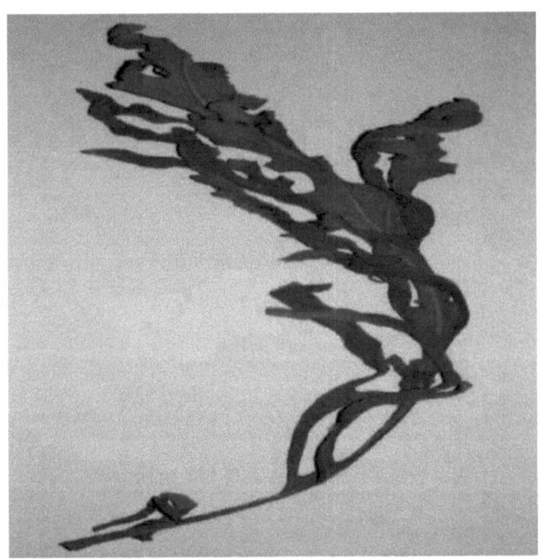

Fig. 4.03-B: Folha (seca à sombra)

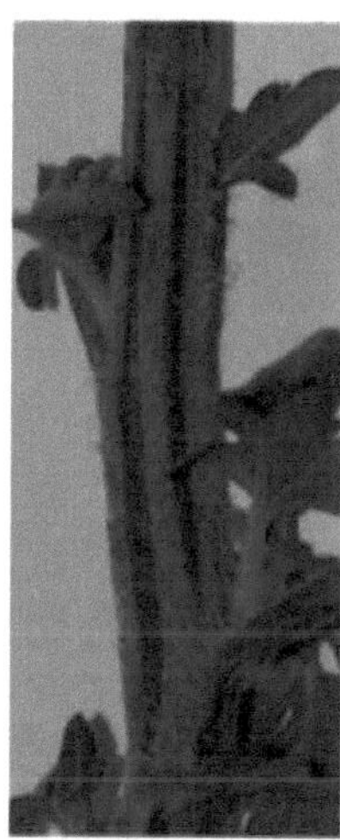

Fig. 4.04-A: Caule (fresco)

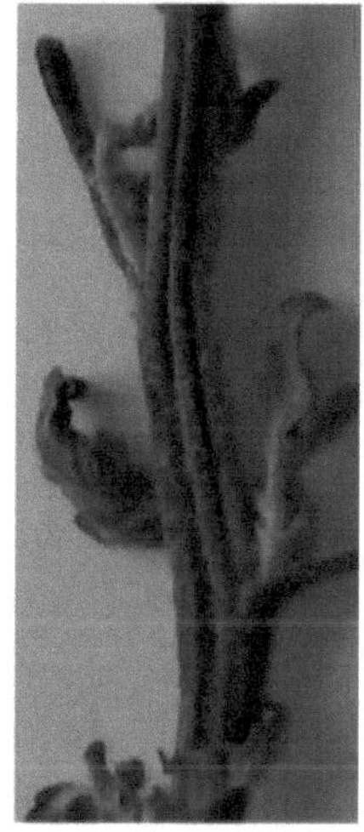

Fig. 4.04-B: Caule (seco à sombra)

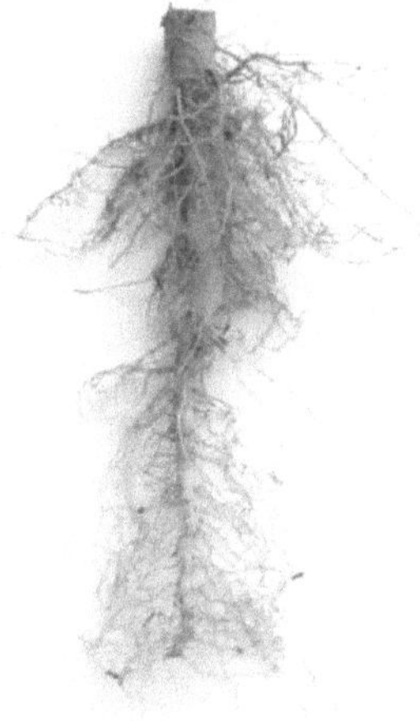

Fig. 4.05-A: Raiz (fresca)

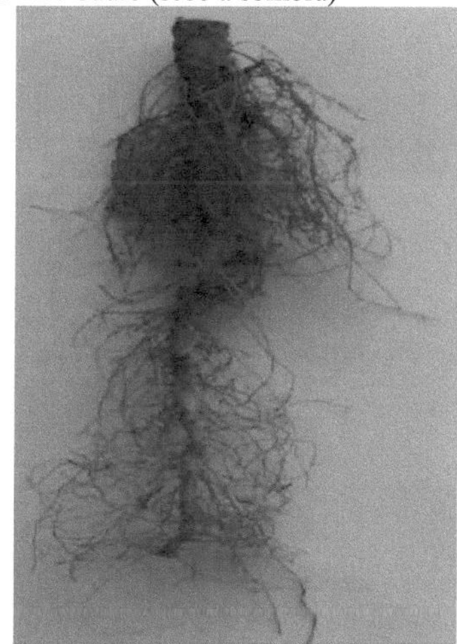

Fig. 4.05-B: Raiz (seca à sombra)

4.2 Avaliação microscópica

Os caracteres microscópicos das cabeças de flores frescas e em pó, folhas, caule e raiz de *P. hysterophorus* são descritos abaixo.

4.2.1 Cabeças de flores

Tecidos de superfície: Células epidérmicas rectangulares com paredes onduladas foram observadas na superfície dos filários **(Fig. 4.06)**. Os filários também tinham pêlos multicelulares, unisseriados e oblongos **(Fig. 4.07)**. Estes pêlos eram relativamente mais abundantes na periferia dos filários. As células epidérmicas da palea também eram rectangulares, mas as suas paredes eram mais onduladas do que as dos filários **(Fig. 4.08)**. Os discos florais e a pálea apresentam tricomas glandulares capitados com pedúnculo multicelular **(Fig. 4.09)**. Tricomas multicelulares com pedúnculo capitado foram observados no aquénio perto do pappus e também no pappus **(Fig. 4.10)**. Foram observados muitos grãos de pólen, de forma redonda **(Fig. 4.11)**. O pedicelo também apresentava pêlos de revestimento semelhantes aos dos filários.

Pó: No pó de cabeças de flores foram observados grãos de pólen, células epidérmicas fragmentadas de filárias e pálpebras, tricomas glandulares, tricomas de vestuário semelhantes aos da planta fresca.

4.2.2 Folhas

Vista da superfície: Na superfície da folha, foram observados abundantemente pêlos do indumento unisseriados multicelulares com extremidades pontiagudas. Os pêlos do indumento da face abaxial eram mais longos do que os da face adaxial **(Fig. 4.12, 4.13)**. As células epidérmicas das faces abaxial e adaxial eram poligonais e de forma irregular, com estomas do tipo anomocítico **(Fig. 4.14)**.

Secção transversal: A nervura mediana não era lisa, mas apresentava sulcos irregulares. A camada mais externa era a epiderme com tricomas e cutícula na superfície externa. No interior das cristas, havia camadas variáveis de células colenquimatosas. Os tecidos vasculares de forma ovalada tinham a forma de um arco, o floema em direção ao lado abaxial e o xilema em direção ao lado adaxial **(Fig. 4.15)**. O resto da nervura central estava cheio de células de parênquima. Os feixes vasculares eram circundados por células de colênquima **(Fig. 4.16)**.

Pó: Foram observadas células epidérmicas de forma irregular com estomas de tipo anomocítico **(Fig. 4.17)**, pêlos de revestimento multicelulares na sua maioria quebrados e alguns ligados a células epidérmicas, elementos de vaso espiralados e perfurados **(Fig. 4.18)**.

4.2.3 Caule

Secção transversal: O caule era octangular em vista transacional, com oito cristas proeminentes que eram visíveis a olho nu. A camada mais externa era a epiderme, constituída por células redondas, com cutícula e tricomas no lado exterior **(Fig. 4.19)**. As células epidérmicas sobre os canais tinham estomas em forma de relevo, dois estomas em cada canal e espaço de ar dentro de cada estoma **(Fig. 4.20)**. Abaixo da epiderme, os canais tinham duas a três camadas de células de clorênquima e as cristas estavam quase cheias de colênquimas angulares **(Fig. 4.21)**. No interior, havia cinco a seis camadas de células parenquimatosas que formavam o córtex. Os feixes vasculares de forma oval estavam presentes em forma circular, estando o floema no exterior e o xilema no interior, com uma grande capa proeminente de células de fibra de esclerênquima sobre o floema. As células desta capa de fibras eram de paredes espessas e de forma redonda a algo elíptica **(Fig. 4.22)**. Os vasos do xilema apresentavam-se sob a forma de filas radiais. Os feixes vasculares abaixo das cristas eram maiores, tendo relativamente mais fibras sob o xilema. Entre os feixes vasculares, observavam-se três a quatro camadas de células de tecido moído ligando a medula ao córtex. As células da medula eram de paredes finas, pequenas e quase redondas perto dos feixes vasculares e grandes no interior, com pequenos espaços intercelulares. No centro da medula, algumas células eram alongadas.

Pó: Células da medula, células epidérmicas, tricomas (intactos e quebrados), elementos de vaso espiralados e alongados **(Fig. 4.24)** e segmentos de vaso com buracos redondos foram vistos **(Fig. 4.25)**. Poucos grânulos de amido pequenos, simples e poliédricos, foram observados de forma dispersa.

4.2.4 Raiz

Em vista transacional, no exterior, via-se a periderme quebrada. No seu interior, havia um córtex fino e tecido vascular, com o xilema ocupando a maior parte **(Fig. 4. 26)**. Cerca de 30 raios medulares, com duas a três células de largura, foram encontrados. As células destes raios medulares eram de paredes finas, de forma retangular na porção do xilema e tornaram-se quase esquírolas na porção do floema.

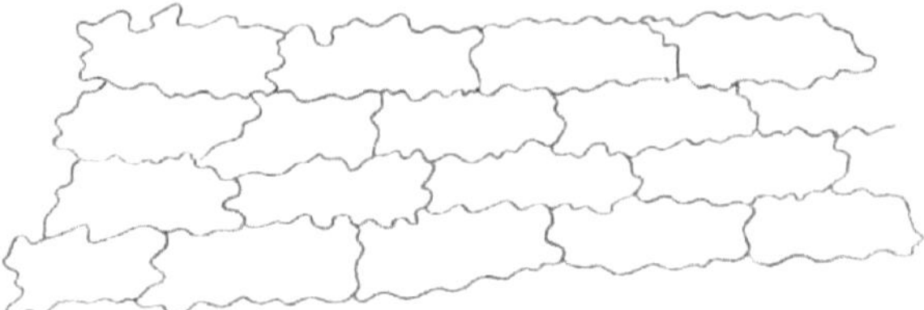

Fig. 4.06: Células epidérmicas dos filários em vista de superfície

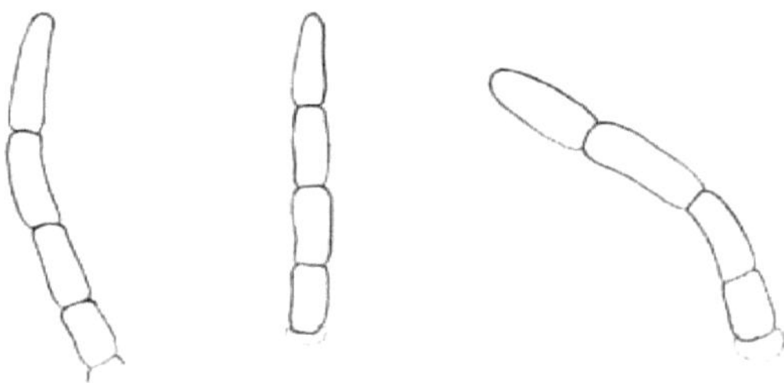

Fig. 4.07: Pêlos de revestimento dos filários

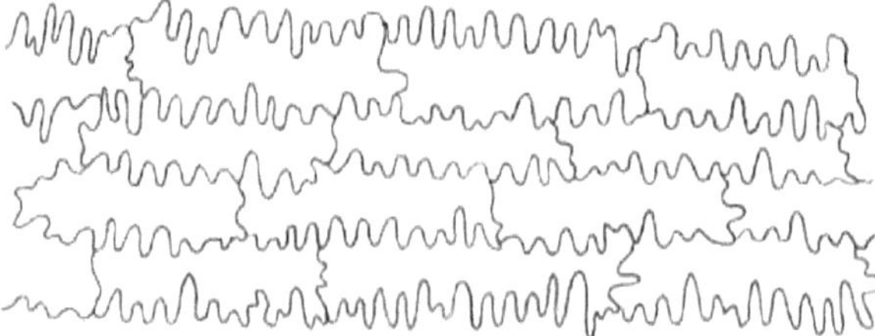

Fig. 4.08: Células epidérmicas da pálea em vista de superfície

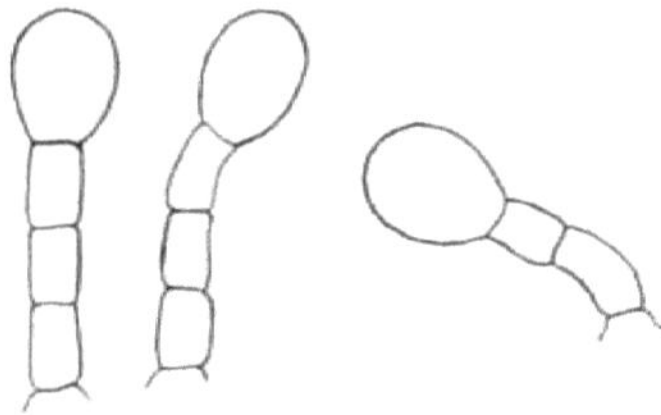

Fig. 4.09: Tricomas glandulares dos floretes do disco e da palea

Fig. 4.10: Tricomas do aquénio

Fig. 4.11: Grão de pólen

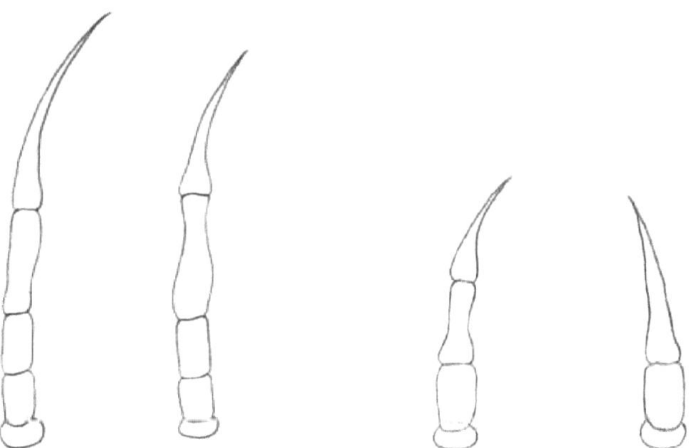

Fig. 4.12: Pêlos de revestimento na face abaxial da folha

Fig. 4.13: Pêlos de revestimento na face adaxial da folha

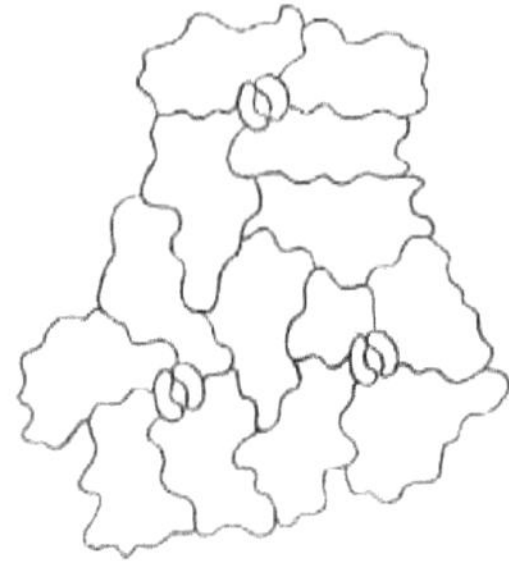

Fig. 4.14: Células epidérmicas da folha em vista de superfície

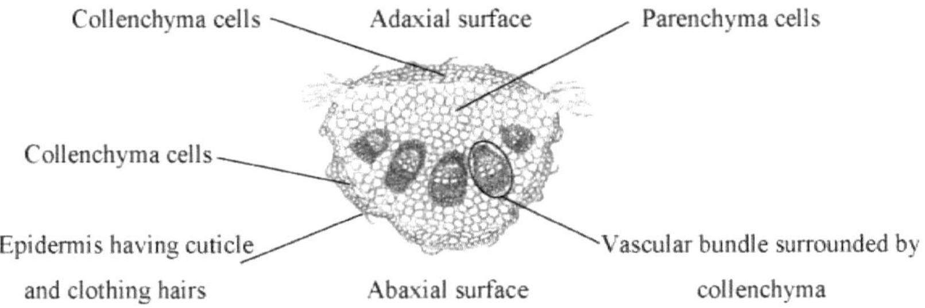

Fig. 4.15: Secção transversal da folha através da nervura central

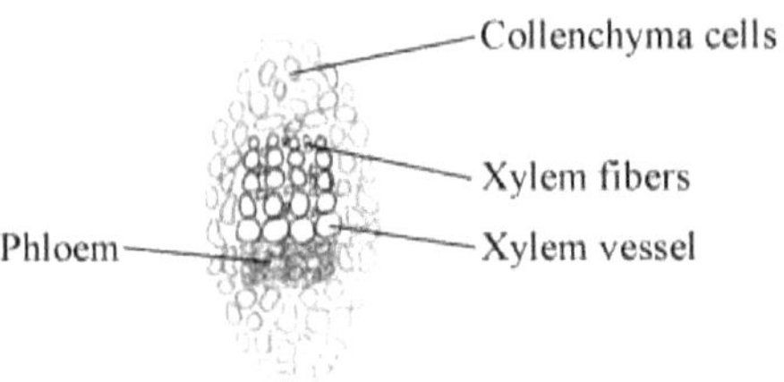

Fig. 4.16: Feixe vascular da folha

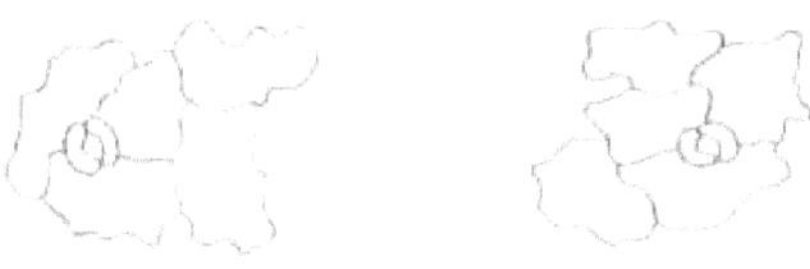

Fig. 4.17: Células epidérmicas com estomas em pó de folha

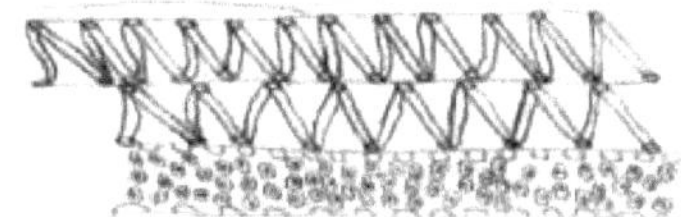

Fig. 4.18: Elementos de vaso espiralados e com buracos no pó da folha

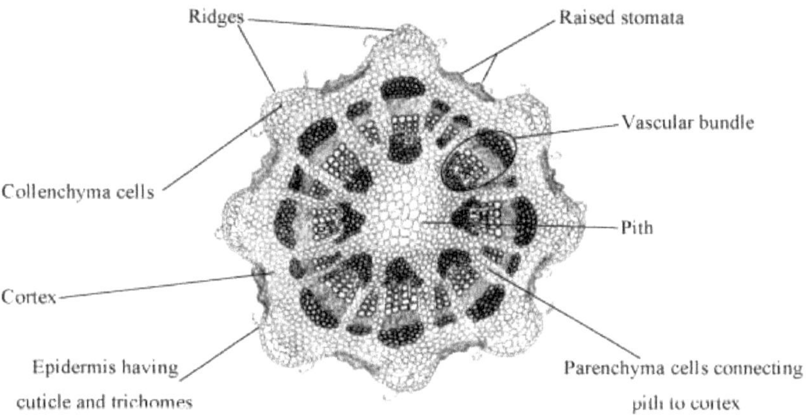

Fig. 4.19: Caule na vista transacional

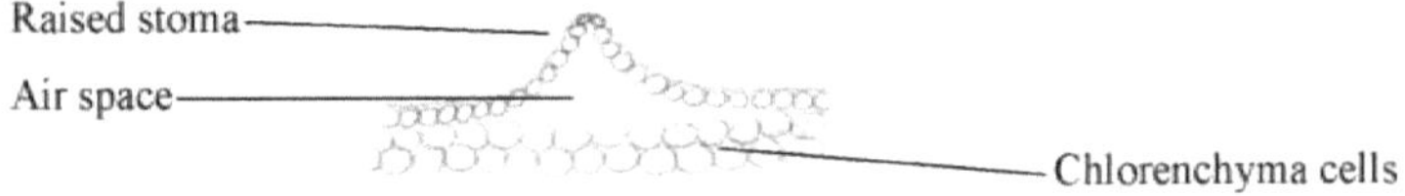

Fig. 4.20: Estoma elevado da haste

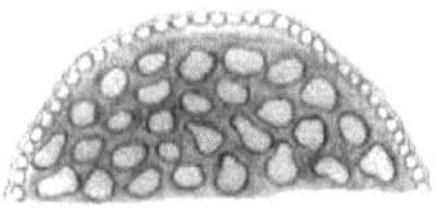

Fig. 4.21: Crista do caule, preenchida com colênquimas angulares

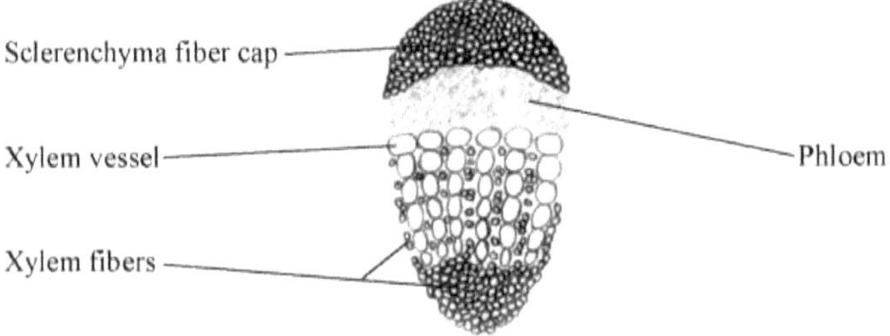

Fig. 4.22: Feixe vascular do caule

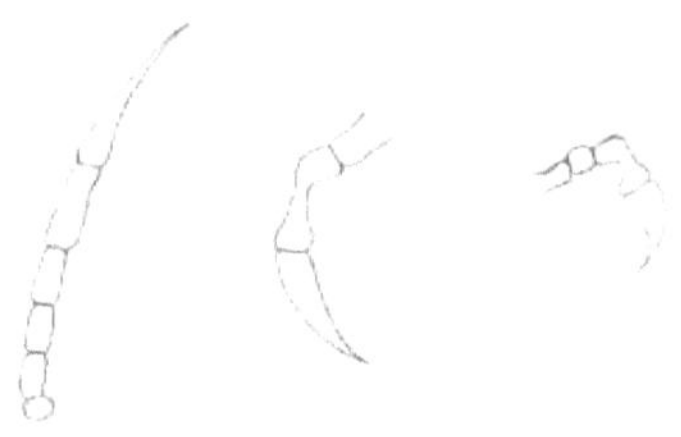

Fig. 4.23: Tricomas do caule

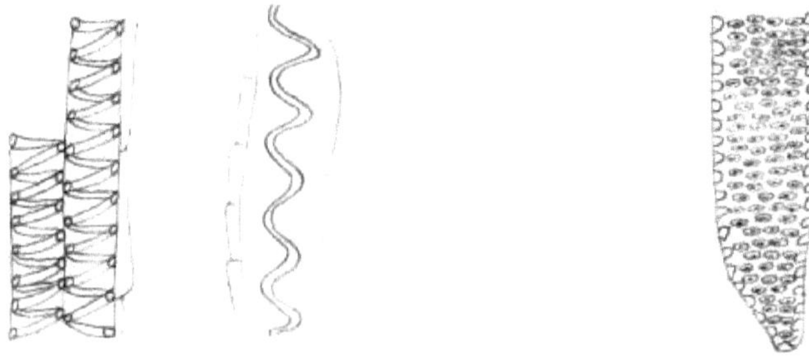

Fig. 4.24: Elementos de vaso em espiral do caule **Fig. 4.25:** Segmentos de vaso com bordos redondos pits

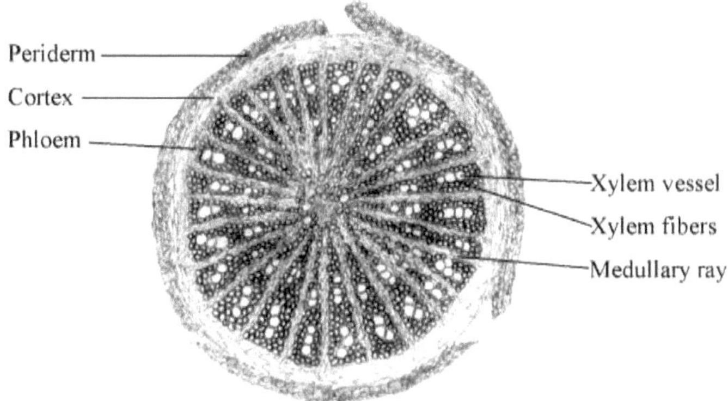

Fig. 4.26: Raiz na vista transacional

4.3 Estudos histoquímicos

Os diferentes reagentes aplicados para determinar a natureza química de vários conteúdos celulares de cabeças de flores, folhas, caule e raiz de *P. hysterophorus*, e os resultados obtidos são descritos abaixo.

4.3.1 Cabeças de flores

Quadro 4.1: Resultados de estudos histoquímicos de cabeças de flores de *P. hysterophorus*

Teste para	**Reagente utilizado**	**Zona histoquímica**	**Cor**	**Resultado**
Lignina	Solução de safranina	Tricomas	Sem alterações	Ausente
Lignina	Cloroglucinol soln.	Tricomas	Sem alterações	Ausente
Lignina	Solução de safranina	Feixes vasculares	Cor-de-rosa	Presente
Lignina	Cloroglucinol soln.	Feixes vasculares	Vermelho cereja	Presente
Celulose	Solução de I_2+H_2SO_4	Floretes em disco	Azul	Presente
Grânulos de amido	Solução I2	Pó de cabeças de flores	Sem alterações	Ausente
Gordura, óleo volátil	Sudão Solução vermelha	Pó de cabeças de flores	Sem alterações	Ausente
Taninos	Solução de FeCl3	Pó de cabeças de flores	Sem alterações	Ausente

4.3.2 Folhas

Quadro 4.2: Resultados de estudos histoquímicos de cabeças de folhas de *P. hysterophorus*

Teste para	**Reagente utilizado**	**Zona histoquímica**	**Cor**	**Resultado**
Lignina	Solução de safranina	Tricomas	Sem alterações	Ausente
Lignina	Cloroglucinol soln.	Tricomas	Sem alterações	Ausente
Lignina	Solução de safranina	Vasos e fibras do xilema	Cor-de-rosa	Presente
Lignina	Cloroglucinol soln.	Vasos e fibras do xilema	Vermelho cereja	Presente
Celulose	Solução de I_2+H_2SO_4	Células do colênquima	Azul	Presente
Grânulos de amido	Solução de iodo	Pó de folha	Sem alterações	Ausente
Gordura, óleo volátil	Sudão Solução vermelha	TS inteira e em pó	Sem alterações	Ausente
Tanino	Solução de FeCl3	TS inteira e em pó	Sem alterações	Ausente

4.3.3 Caule

Quadro 4.3: Resultados dos estudos histoquímicos do caule de *P. hysterophorus*

Teste para	**Reagente utilizado**	**Zona histoquímica**	**Cor**	**Resultado**
Lignina	Solução de safranina	Tricomas	Sem alterações	Ausente
Lignina	Cloroglucinol soln.	Tricomas	Sem alterações	Ausente
Lignina	Solução de safranina	Vasos e fibras do xilema	Cor-de-rosa	Presente
Lignina	Cloroglucinol soln.	Vasos e fibras do xilema	Vermelho cereja	Presente
Celulose	Solução de $I_2+H_2SO_4$	Células do colênquima	Azul	Presente
Grânulos de amido	Solução de iodo	Pó de caule	Azul	Presente
Gordura, óleo volátil	Sudão Solução vermelha	TS inteira e em pó	Sem alterações	Ausente
Tanino	Solução de FeCl3	TS inteira e em pó	Sem alterações	Ausente

4.3.4 Raiz

Tabela 4.4: Resultados dos estudos histoquímicos da raiz de *P. hysterophorus*

Teste para	**Reagente utilizado**	**Zona histoquímica**	**Cor**	**Resultado**
Lignina	Solução de safranina	Vasos e fibras do xilema	Cor-de-rosa	Presente
Lignina	Cloroglucinol soln.	Vasos e fibras do xilema	Vermelho cereja	Presente
Celulose	Solução de $I_2+H_2SO_4$	Células de cortiça	Azul	Presente
Grânulos de amido	Solução de iodo	Pó de raiz	Azul	Presente
Gordura, óleo volátil	Sudão Solução vermelha	TS inteira e em pó	Sem alterações	Ausente
Tanino	Solução de FeCl3	TS inteira e em pó	Sem alterações	Ausente

4.4 Análise de fluorescência

Cabeças de flores, folhas, caule e raízes, em pó, secos à sombra, tratados com reagentes específicos e observados à luz do dia e também à luz UV. Os resultados assim obtidos são descritos a seguir.

4.4.1 Cabeças de flores

Quadro 4.5: Resultados da análise de fluorescência das cabeças de flores de *P. hysterophorus*

Tratamento	**Visível (Luz do dia)**	**Ultra violeta**	
		Curto (254 nm)	**Longo (366 nm)**
P (pó)	Verde claro	Castanho amarelado	Castanho-amarelado
P+água	Verde acastanhado	Verde claro	Verde claro
Extrato aquoso	Castanho escuro	Esverdeado	Verde amarelado
P+95% etanol	Castanho escuro	Verde claro	Verde claro
P+conc.HCL	Castanho-escuro	Castanho claro	Castanho escuro
P+conc.H_2SO_4	Preto amarelado	Verde amarelado	Verde amarelado
P+ácido acético glacial	Castanho escuro	Verde amarelado	Castanho-amarelado
Solução de P+dil.amoníaco	Verde acastanhado	Acastanhado	Negro
P+clorofórmio	Castanho-esverdeado	Negro	Negro
Solução de P+FeCl3	Verde-escuro	Negro	Negro
Solução P+I2	Preto	Castanho escuro	Preto

4.4.2 Folhas

Quadro 4.6: Resultados da análise de fluorescência das folhas de *P. hysterophorus*

Tratamento	**Visível (Luz do dia)**	**Ultra violeta**	
		Curto (254 nm)	**Longo (366 nm)**
P (pó)	Verde	Castanho	Castanho escuro
P+água	Verde	Verde claro	Verde
Extrato aquoso	Castanho-escuro	Verde-escuro	Preto amarelado
P+95% etanol	Verde escuro	Verde escuro	Negro
P+conc.HCL	Verde-escuro	Castanho escuro	Castanho-escuro
P+conc.H_2SO_4	Preto esverdeado	Castanho-amarelado	Castanho escuro
P+ácido acético glacial	Verde-escuro	Castanho-amarelado	Castanho escuro
Solução de P+dil.amoníaco	Verde escuro	Negro	Negro
P+clorofórmio	Verde escuro	Preto esverdeado	Preto
Solução de P+FeCl3	Verde	Negro	Negro
Solução P+I2	Preto esverdeado	Castanho escuro	Preto

4.4.3 Caule

Quadro 4.7: Resultados da análise de fluorescência do caule de *P. hysterophorus*

Tratamento	Visível (Luz do dia)	Ultra violeta	
		Curto (254 nm)	**Longo (366 nm)**
P (pó)	Verde amarelado	Castanho claro	Amarelo
P+água	Verde amarelado	Verde claro	Verde claro
Extrato aquoso	Castanho claro	Verde amarelado	Amarelo esverdeado
P+95% etanol	Castanho	Castanho	Verde claro
P+conc.HCL	Castanho claro	Verde amarelado	Verde-escuro
P+conc.H_2SO_4	Preto acastanhado	Preto	Castanho escuro
P+ácido acético glacial	Castanho-esverdeado	Verde amarelado	Verde amarelado
Solução de P+dil.amoníaco	Verde claro	Verde claro	Verde-escuro
P+clorofórmio	Verde acastanhado	Verde claro	Verde claro
Solução de P+FeCl3	Castanho-amarelado	Preto acastanhado	Negro
Solução P+I2	Preto	Castanho escuro	Preto

4.4.4 Raiz

Quadro 4.8: Resultados da análise de fluorescência da raiz de *P. hysterophorus*

Tratamento	Visível (Luz do dia)	Ultra violeta	
		Curto (254 nm)	**Longo (366 nm)**
P (pó)	Castanho amarelado	Castanho escuro	Castanho
P+água	Castanho amarelado	Castanho	Castanho
Extrato aquoso	Castanho avermelhado	Castanho amarelado	Castanho amarelado
P+95% etanol	Castanho escuro	Castanho	Castanho
P+conc.HCL	Cinzento	Castanho-escuro	Castanho-escuro
P+conc.H_2SO_4	Preto acastanhado	Preto	Castanho escuro
P+ácido acético glacial	Castanho claro	Verde amarelado	Verde amarelado
Solução de P+dil.amoníaco	Castanho claro	Castanho claro	Castanho-escuro
P+clorofórmio	Castanho claro	Acastanhado	Castanho
Solução de P+FeCl3	Castanho escuro	Preto acastanhado	Preto
Solução P+I2	Preto	Castanho escuro	Negro

4.5 Parâmetros físico-químicos

Os resultados de vários testes físico-químicos efectuados em cabeças de flores, folhas, caule e raiz de *P. hysterophorus* são descritos abaixo.

4.5.1 Cabeças de flores

Quadro 4.9: Parâmetros físico-químicos das cabeças de flores de *P. hysterophorus*

Parâmetros	**Valores**
Perda por secagem	9,73% p/p
Índice de inchaço	8,5mL
Índice de espuma	Menos de 100
Valor extrativo solúvel em água (Cold)	6,25% p/p
Valor extrativo solúvel em água (Hot)	7,67% p/p

4.5.2 Folhas

Quadro 4.10: Parâmetros físico-químicos das folhas de *P. hysterophorus*

Parâmetros	**Valores**
Perda por secagem	9,50% p/p
Índice de inchaço	8mL
Índice de espuma	Menos de 100
Valor extrativo solúvel em água (Cold)	8,35% p/p
Valor extrativo solúvel em água (Hot)	9,7% p/p

Caule

Quadro 4.11: Parâmetros físico-químicos do caule de *P. hysterophorus*

Parâmetros	**Valores**
Perda por secagem	5,71% p/p
Índice de inchaço	7,5mL
Índice de espuma	Menos de 100
Valor extrativo solúvel em água (Cold)	4,5% p/p
Valor extrativo solúvel em água (Hot)	5,25% p/p

4.5.3 Raiz

Quadro 4.12: Parâmetros físico-químicos da raiz de *P. hysterophorus*

Parâmetros	**Valores**
Perda por secagem	7,3% p/p
Índice de inchaço	7mL
Índice de espuma	Menos de 100
Valor extrativo solúvel em água (Cold)	4,5% p/p
Valor extrativo solúvel em água (Hot)	4,62% p/p

4.6 Análise fitoquímica preliminar de *Parthenium hysterophorus* L.

Os resultados obtidos após o rastreio fitoquímico preliminar de cabeças de flores, folhas, caule e raiz de *P. hysterophorus* são apresentados abaixo.

Quadro 4.13: Resultados da análise fitoquímica preliminar de *P. hysterophorus*

Fito-constituintes	Cabeças de flores	Folhas	Caule	Raiz
Alcalóides	-	-	-	-
Antraquinonas livres	-	-	-	-
Glicosídeos de antraquinona	-	-	-	-
Glicosídeos cardíacos	++	+	+	++
Saponinas	-	-	-	-
Taninos	-	-	-	-

-: Ausente +: Presente

4.7 Discussão

Este trabalho de investigação resume alguns caracteres importantes relativamente à autenticidade de *P. hysterophorus* que podem ser úteis para estabelecer a monografia farmacopeia desta planta.

Foram estudadas todas as partes da planta, isto é, cabeças de flores, folhas, caule e raiz. Estas partes da planta são fáceis de reconhecer se estiverem no estado fresco, mas torna-se muito difícil reconhecê-las quando estão na forma seca e/ou em pó, por exemplo, quando algum outro medicamento bruto em pó é adulterado com esta planta ou quando esta planta é necessária para utilização ou para trabalho de investigação e a temos na forma seca e/ou em pó e queremos verificar a sua autenticidade.

Os aspectos microscópicos caraterísticos do capitulo, ou seja, células epidérmicas de forma retangular dos filários e da pálea com paredes onduladas, grãos de pólen de forma particular, pêlos do indumento oblongos unisseriados multicelulares nos filários e no pedicelo, tricomas glandulares capitados com pedúnculo multicelular nos floretes do disco e na pálea, tricomas multicelulares com pedúnculo capitado no aquénio perto do pappus e também no pappus; da folha, ou seja, pêlos do indumento unisseriados multicelulares com extremidades pontiagudas em ambos os lados da folha, estomas do tipo anomocítico, tecidos vasculares de forma oval em forma de arco.e. pêlos de revestimento multicelulares unisseriados com extremidades pontiagudas em ambos os lados da folha, células epidérmicas poligonais, estomas de tipo anomocítico, tecidos vasculares de forma oval circundados por células de colênquima na nervura central, elementos de vaso espiralados e perfurados; de caule i.e. forma octangular em vista transacional, dois estomas elevados em cada calha com espaço de ar e duas a três camadas de células de clorênquima no interior, células de colênquima angulares em cada crista, cinco a seis camadas de células do córtex, feixes vasculares de forma oval em forma circular com uma grande capa proeminente de células de fibras de esclerênquima, células de medula de paredes finas, elementos de vaso em espiral alongada e segmentos de vaso com orifícios redondos; de raiz i.e. periderme, córtex fino, xilema ocupando a maior parte da parte, raios medulares de duas a três células de largura, as células destes raios medulares eram de paredes finas, de forma retangular na porção de xilema e tornaram-se quase esquírolas na porção de floema, são úteis na identificação desta planta, mesmo que esteja na forma seca ou em quantidade muito pequena na forma de pó muito fino. Estes tricomas são não-lignificados e contêm ambrosina e partenina, a principal causa de efeitos alérgicos (Rodriguez *et al.*, 1976).

A presença de poucos grãos de amido no pó do caule e da raiz e várias cores distintas desenvolvidas após o tratamento dos pós com vários reagentes e a observação à luz do dia e à luz UV são outros aspectos caraterísticos. Os valores mais elevados de extrato aquoso do capitulo e das folhas do que os do caule e da raiz indicam a presença de fitoconstituintes relativamente mais solúveis em água no capitulo e nas folhas. Esta planta também contém glicosídeos cardíacos, relativamente mais abundantes nas cabeças das flores e na raiz. A celulose e a lignina são encontradas em abundância, observadas na análise histoquímica, o que constitui o principal obstáculo à produção de biogás a partir desta planta (Gunaseelan, 1994).

O pó da planta não forma espuma persistente ou material gomoso na água, fumos voláteis ao ferver e manchas oleosas no papel de filtro.

Muitos aspectos desta planta ainda precisam de ser estudados, por exemplo, autenticação com base no ADN, avaliação microscópica quantitativa, elaboração de mais efeitos terapêuticos e fitoconstituintes importantes do ponto de vista medicinal.

Capítulo 5

Referências citadas

Adkins, S. e Shabbir, A. (2014). Biologia, ecologia e gestão da erva daninha invasora parthenium (*Parthenium hysterophorus* L.). *Ciência da Gestão de Pragas*, **70**, 1023-1029.

Agarwal, K. K. e D'Souza, M. (2009). Dermatite de contacto transmitida pelo ar induzida por parthenium: Um estudo de 50 casos no Sul da Índia. *Clinical and Experimental Dermatology*, **34**, 4-6.

Ahmad, M., Khan, M. A., Marwat, S. K., Zafar, M., Khan, M. A., Hassan, T. U. e Sultana, S. (2009). Flora medicinal útil registada no Alcorão Sagrado e nos Ahadith. *American Eurasian Journal of Agricultural and Environmental Sciences*, **5**, 126-140.

Ajmal, M., Rao, R. A. K., Ahmad, R. e Khan, M. A. (2006). Estudos de adsorção na erva daninha *Parthenium hysterophorous*: Remoção e recuperação de Cd(II) de águas residuais. *Journal of Hazardous Mmaterials*, **135**, 242-248.

Akter, A. e Zuberi, M. I. (2009). Espécies exóticas invasoras no Norte do Bangladesh: Identification, inventory and impacts. *Revista Internacional de Biodiversidade e Conservação*, **1**, 129-134.

Anup, R., Sainath, P. T., Padma, S. e Sukumaran, M. K. (2015). Atividade citotóxica in vitro do extrato metanólico de flores *de Parthenium hysterophorus* nas linhas celulares MCF-7 e HeLa. *Revista Internacional de Microbiologia Atual e Ciências Aplicadas*, **4**, 710-715.

Barnes, P. M., Bloom, B. e Nahin, R. L. (2008). Uso de medicina complementar e alternativa entre adultos e crianças: Estados Unidos, 2007. *National Health Statistics Reports*, **12**, 1-24.

Barnes, P. M., Powell-Griner, E., McFann, K. e Nahin, R. L. (2004). Uso de medicina complementar e alternativa entre adultos: Estados Unidos, 2002. *Seminários em Medicina Integrativa*, **2**, 54-71.

Batish, D. R., Kohli, R. K., Singh, H. P. e Saxena, D. B. (1997). Estudos sobre a atividade herbicida da partenina, um constituinte de *Parthenium hysterophorus*, em relação à erva daninha de cabra (*Ageratum conyzoides*). *Ciência Atual*, **73**, 369-371.

Belz, R. G., Reinhardt, C. F., Foxcroft, L. C. e Hurle, K. (2007). Alelopatia de resíduos em *Parthenium hysterophorus* L. - A partenina desempenha um papel de liderança? *Proteção das Culturas*, **26**, 237245.

Bharadwaja, S. T. P., Singh, S. e Moholkar, V. S. (2015). Projeto e otimização de um processo sonohíbrido para produção de bioetanol a partir de *Parthenium hysterophorus*. *Jornal do Instituto de Engenheiros Químicos de Taiwan*, **51**, 71-78.

Blondeau, S., Do, Q. T., Scior, T., Bernard, P. e Morin-Allory, L. (2010). Farmacognosia inversa: outra forma de aproveitar a generosidade da natureza. *Atual Pharmaceutical Design*, **16**, 1682-1696.

Bohlin, L., Goransson, U. e Backlund, A. (2007). Farmacognosia moderna: Ligando a biologia e a química. *Química Pura e Aplicada*, **79**, 763-774.

Brain, K. R. e Turner, T. D. (1975). A avaliação prática de produtos fitofarmacêuticos. *Wright-Scientechnica*, 152-153.

Farmacopeia Britânica. (2015). **IV-41-410, V-A20, V-A26, V-A40, V-A80, V-A102**.

Bruhn, J. G. e Bohlin, L. (1997). Farmacognosia molecular: um modelo explicativo. *Drug Discovery Today*, **2**, 243-246.

Camejo-Rodrigues, J., Ascensao, L., Bonet, M. A. e Valles, J. (2003). Estudo etnobotânico de plantas medicinais e aromáticas no Parque Natural da Serra de São Mamede (Portugal). *Journal of Ethnopharmacology*, **89**, 199-209.

Chase, C. R. e Pratt, R. (1949). Fluorescência de drogas vegetais em pó com especial referência ao desenvolvimento de um sistema de identificação. *Journal of the American Pharmaceutical Association*, **38**, 324-331.

Chaturvedi, D. (2011). Sesquiterpene lactones: Diversidade estrutural e suas actividades biológicas. *Research Signpost*, 313-334.

Chaudhury, R. R. e Rafei, U. M. (2001). Traditional medicine in Asia. *Organização Mundial de Saúde*, 47-74.

Chin, Y. W., Balunas, M. J., Chai, H. B. e Kinghorn, A. D. (2006). Drug discovery from natural sources. *Jornal da Associação Americana de Cientistas Farmacêuticos*, **8**, 239-253.

Cragg, G. M., Newman, D. J. e Snader, K. M. (1997). Natural products in drug discovery and development. *Journal of Natural Products*, **60**, 52-60.

Das, B. e Das, R. (1995). Investigação química em *Parthenium hysterophorus* - uma planta alelopática. *Allelopathy Journal*, **2**, 99-104.

Das, B., Mahender, G., Rao, Y. K., Ramesh, C., Venkateswarlu, K., Ravikumar, K., Geethangili, M. e Tzeng, Y. M. (2006). Pseudoguaianolides das flores de *Parthenium hysterophorus*. *Helvetica Chimica Ata*, **89**, 285-290.

Das, B., Reddy, V. S., Krishnaiah, M., Sharma, A. V. S., Kumar, K. R., Rao, J. V. e Sridhar, V. (2007). Pseudoguaianolides acetilados de *Parthenium hysterophorus* e sua atividade citotóxica. *Phytochemistry*, **68**, 2029-2034.

Das, B., Venkataiah, B. e Kashinatham, A. (1999). (+)-Siringaresinol de *Parthenium hysterophorus*. *Fitoterapia*, **70**, 101-102.

Das, R., Geethangili, M., Majhi, A., Das, B., Rao, Y. K. e Tzeng, Y. M. (2005). Uma nova pseudoguaianolida altamente oxigenada de uma coleção de flores de *Parthenium hysterophorus*. *Boletim Químico e Farmacêutico*, **53**, 861-862.

Datta, S. e Saxena, D. B. (2001). Pesticidal properties of parthenin (from *Parthenium hysterophorus*) and related compounds. *Pest Management Science*, **57**, 95-101.

De Pasquale, A. (1984). Farmacognosia: A mais antiga ciência moderna. *Journal of*

Ethnopharmacology, **11**, 1-16.
Dewick, P. M. (2002). Produtos naturais medicinais: A biosynthetic approach. *John Wiley and Sons, Ltd.*, 2nd Edition, 7-10, 121-131, 167-172.
Dhami, N. (2008). As utilizações etnomedicinais das plantas são o Terai Ocidental do Nepal: Um estudo de caso de Dekhatbhuli VDC do distrito de Kanchanpur. *Medicinal Plants in Nepal: An Anthology of Contemporary Research*, 164-176.
Dhami, N. (2013). Tendências em Farmacognosia: Uma ciência moderna de medicamentos naturais. *Journal of Herbal Medicine*, **3**, 123-131.
Dhami, N. e Mishra, A. D. (2015). Variação fitoquímica: Como resolver as controvérsias de qualidade dos medicamentos à base de plantas? *Journal of Herbal Medicine*, **5**, 118-127.
Dhileepan, K. (2001). Eficácia dos insectos biocontroladores introduzidos na erva daninha *Parthenium hysterophorus* (Asteraceae) na Austrália. *Boletim de Investigação Entomológica*, **91**, 167-176.
Dhileepan, K. e Strathie, L. (2009). *Parthenium hysterophorus* L. (Asteraceae). *Biological Control of Tropical Weeds using Arthropods*, 274-318.
Dhileepan, K., Setter, S. D. e McFadyen, R. E. (2000). Resposta da erva daninha *Parthenium hysterophorus* (Asteraceae) à desfoliação pelo agente de biocontrolo introduzido *Zygogramma bicolorata* (Coleoptera: Chrysomelidae). *Controlo Biológico*, **19**, 9-16.
Do, Q. T. e Bernard, P. (2006). Reverse pharmacognosy: Um novo conceito para acelerar a descoberta de medicamentos naturais. *Avanços em Fitomedicina*, **2**, 1-20.
Do, Q. T., Renimel, I., André, P., Lugnier, C., Muller, C. D. e Bernard, P. (2005). Farmacognosia inversa: Aplicação de Selnergy, uma nova ferramenta para a descoberta de chumbo. O exemplo da ε-viniferina. *Tecnologias actuais de descoberta de medicamentos*, **2**, 1-7.
Dwivedi, P., Vivekanand, V., Ganguly, R. e Singh, R. P. (2009). Parthenium sp. como biomassa vegetal para a produção de xilanase alcalitolerante a partir de *Penicillium oxalicum* SAUE-3.510 mutante em fermentação submersa. *Biomassa e Bioenergia*, **33**, 581-588.
Dwivedi, S., Dwivedi, A. e Dwivedi, S. N. (2008). Folk lore uses of some plants by the tribes of Madhya Pradesh with special reference to their conservation. *Ethnobotanical Leaflets*, **12**, 763-771.
Eisenberg, D. M., Davis, R. B., Ettner, S. L., Appel, S., Wilkey, S., Van Rompay, M. e Kessler, R. C. (1998). Trends in alternative medicine use in the United States, 1990-1997: Resultados de um inquérito nacional de acompanhamento. *Jama*, **280**, 1569-1575.
Ernst, E. e White, A. (2000). The BBC survey of complementary medicine use in the UK (O inquérito da BBC sobre a utilização de medicina complementar no Reino Unido). *Complementary Therapies in Medicine*, **8**, 32-36.
Espinosa-Rivero, J., Rendon-Huerta, E. e Romero, I. (2015). Inibição do crescimento de *Helicobacter*

pylori e seus fatores de colonização por extratos *de Parthenium hysterophorus. Journal of Ethnopharmacology*, **174**, 253-260.

Evans, W. C. (2009). Farmacognosia de Trease e Evans. *Elsevier Limited,* 16th Edition, 3, 4, 228.

Fabricant, D. S. e Farnsworth, N. R. (2001). O valor das plantas utilizadas na medicina tradicional para a descoberta de medicamentos. *Environmental Health Perspectives*, **109**, 69-75.

Farooqui, M., Hassali, M. A., Shatar, A. K. A., Farooqui, M. A., Saleem, F., ul Haq, N. e Othman, C. N. (2015). Utilização de medicamentos complementares e alternativos entre os doentes com cancro da Malásia: Um estudo descritivo. *Jornal de Medicina Tradicional e Complementar*, doi:10.1016/j.jtcme.2014.12.008.

Fauzi, M. T., Tomley, A. J., Dart, P. J., Ogle, H. J. e Adkins, S. W. (1999). A ferrugem *Puccinia abrupta* var. *partheniicola*, um potencial agente de biocontrolo da erva daninha parthenium: Requisitos ambientais para o progresso da doença. *Biological Control,* **14,** 141-145.

Fazal, H., Ahmad, N., Ullah, I., Inayat, H., Khan, L. e Abbasi, B. H. (2011). Potencial antibacteriano em *Parthenium hysterophorus*, *Stevia rebaudiana* e *Ginkgo biloba*. *Jornal de Botânica do Paquistão*, **43**, 1307-1313.

Fernandez, J. V., Odero, D. C., MacDonald, G. E. e Ferrell, J. (2014). Controle de *Parthenium hysterophorus* L. em resposta à aplicação de pyraflufen-ethyl. *Proteção das Culturas*, **57**, 35-37.

Fiore, C., Eisenhut, M., Ragazzi, E., Zanchin, G. e Armanini, D. (2005). Uma história da utilização terapêutica do alcaçuz na Europa. *Journal of Ethnopharmacology*, **99**, 317-324.

Funk, V. A., Susanna, A., Stuessy, T. F. e Robinson, H. (2009). Classification of Compositae. *Systematics, Evolution, and Biogeography of Compositae*, 171-192.

Gewali, M. B. e Awale, S. (2008). Aspects of traditional medicine in Nepal (Aspectos da medicina tradicional no Nepal). *Instituto de Medicina Natural, Universidade de Toyama, Japão*, 71-152.

Ghanemi, A. (2015). Qual a importância da farmacognosia para médicos e dentistas? *The Saudi Dental Journal*, **27**, 1-2.

Grade, J. T., Tabuti, J. R. e Van Damme, P. (2009). Farmacêuticos de quatro patas: indicações de auto-medicação do gado em Karamoja, Uganda. *Botânica Económica*, **63**, 29-42.

Gunaseelan, V. N. (1987). *Parthenium* como um aditivo com estrume de gado na produção de biogás. *Biological Wastes*, **21**, 195-202.

Gunaseelan, V. N. (1994). Produção de metano a partir de *Parthenium hysterophorus* L., uma erva daninha terrestre, em fermentadores semi-contínuos. *Biomass and Bioenergy*, **6**, 391-398.

Gunaseelan, V. N. (1998). Impacto da digestão anaeróbia no potencial de inibição de sólidos *de Parthenium. Biomassa e Bioenergia*, **14**, 179-184.

Gurib-Fakim, A. (2006). Plantas medicinais: Tradições de ontem e medicamentos de amanhã. *Molecular aspects of Medicine*, **27**, 1-93.

Handa, S. e Sahoo, B. (2001). Hipossensibilização oral em pacientes com dermatite de contacto por *Parthenium hysterophorus*. *Contact Dermatitis*, **44**, 279-282.

Hasan, N. e Jain, R. K. (1984). Biotoxicidade de extractos *de Parthenium hysterophorus* contra *Meloidogyne incognita* e *Helicotylenchus dihystera*. *Nematologia Mediterranea*, **12**, 239-242.

Haseler, W. H. (1976). *Parthenium hysterophorus* L. na Austrália. *Pans*, **22**, 515-517.

Hassan, G., Marwat, K. B. e Sadiq Ali, M. (2012). *Parthenium hysterophorus* L. - Uma flora de ervas daninhas predominante entre a fitossociologia de Islamabad, Paquistão. *Jornal paquistanês de investigação em ciências das infestantes*, **18**, 149-156.

Herz, W., Watanabe, H., Miyazaki, M. e Kishida, Y. (1962). As estruturas de parthenin e ambrosin. *Journal of the American Chemical Society*, **84**, 2601-2610.

Huang, L., Xiao, P., Guo, L. e Gao, W. (2010). Farmacognosia molecular. *Ciência China Ciências da Vida*, **53**, 643-652.

Huffman, M. A. (2001). Comportamento auto-medicamentoso nos grandes símios africanos: Uma perspetiva evolutiva sobre as origens da medicina tradicional humana. *BioScience*, **51**, 651-661.

Inic, S. e Kujundzic, N. (2011). O primeiro instituto independente de farmacognosia do mundo e o seu fundador Julije Domac (1853-1928). *Die Pharmazie-An International Journal of Pharmaceutical Sciences*, **66**, 720-726.

Jain, C. P., Dashora, A., Garg, R., Kataria, U. e Vashistha, B. (2008). Auto-medicação animal através de fontes naturais. *Natural Product Radiance*, **7**, 49-53.

Javaid, A. (2007). Eficácia de alguns herbicidas comuns contra a erva daninha parthenium. *Jornal paquistanês de investigação em ciências das infestantes*, **13**, 93-98.

Javaid, A. e Anjum, T. (2005). *Parthenium hysterophorus* L. - Uma erva daninha nociva. *Jornal paquistanês de investigação em ciências das infestantes*, **11**, 81-87.

Javaid, A. e Anjum, T. (2006). Controlo de *Parthenium hysterophorus* L., por extractos aquosos de gramíneas alelopáticas. *Jornal de Botânica do Paquistão*, **38**, 139-145.

Javaid, A. e Riaz, T. (2007). Propagação da erva daninha agressiva *Parthenium hysterophorus* L. no distrito de Okara, Paquistão. *Journal ofAnimal and Plant Sciences*, **17**, 59-62.

Javaid, A. e Shabbir, A. (2006). Primeiro relatório de controlo biológico de *Parthenium hysterophorus* por *Zygogramma bicolorata* no Paquistão. *Pakistan Journal of Phytopathology*, **18**, 199-200.

Javaid, A. e Shah, M. B. M. (2007). Efeitos fitotóxicos de extractos aquosos de folhas de dois *Eucalyptus* spp. contra *Parthenium hysterophorus* L. *Science International (Lahore)*, **19**, 303306.

Javaid, A., Anjum, T. e Bajwa, R. (2005). Biological control of Parthenium II: Allelopathic effect of *Desmostachya bipinnata* on distribution and early seedling growth of *Parthenium hysterophorus* L. *International Journal of Biology and Biotechnology*, **2**, 459-463.

Javaid, A., Shafique, S. e Bajwa, R. (2006). Efeito de extractos aquosos de culturas alelopáticas na germinação e crescimento de *Parthenium hysterophorus* L. *South African Journal of Botany*, **72**, 609-612.

Javaid, A., Shafique, S. e Shafique, S. (2009). Invasão da erva daninha nociva *Parthenium* hysterophorus L. em terras de pastagem de Lahore, Paquistão. *Journal of Animal and Plant Sciences*, **19**, 149-153.

Javaid, A., Shafique, S. e Shafique, S. (2011). Gestão de *Parthenium hysterophorus* (Asteraceae) por *Withania somnifera* (Solanaceae). *Natural Product Research*, **25**, 407-416.

Javaid, A., Shafique, S. e Shafique, S. (2010[a]). Efeitos herbicidas de extractos e incorporação de resíduos de *Datura metel* contra a erva daninha parthenium. *Natural Product Research*, **24**, 14261437.

Javaid, A., Shafique, S., Kanwal, Q. e Shafique, S. (2010[b]). Atividade herbicida de flavonóides de folhas de manga contra *Parthenium hysterophorus* L. *Natural Product Research*, **24**, 18651875.

Jha, U., Chhajed, P. J., Oswal, R. J. e Shelke, T. T. (2011). Atividade relaxante do músculo esquelético do extrato metanólico das folhas de *Parthenium hysterophorus* L. em ratos albinos suíços. *Jornal Internacional de Farmácia e Ciências da Vida*, **2**, 1211-1213.

Joshi, S. (1991). Efeitos de interferência de *Cassia uniflora* Mill em *Parthenium hysterophorus* L. *Plant and Soil*, **132**, 213-218.

Johansen, D. A. (1940). Plant microtechnique. *McGraw-Hill Book Company, Inc.*, 1ª edição, 16-63, 182-191.

Juana, R., Novara, L., Alarcon, S. R., Diaz, O. J., Uriburu, M. L. e Sosa, V. E. (1997). Quimiotaxonomia de *Parthenium*: *P. hysterophorus - P. glomeratum. Phytochemistry,* **45**, 11851188.

Kalia, A. N. (2012). Livro didático de farmacognosia industrial. *CBS publishers*, 1st Edition, 36-85.

Kanchan, S. D. (1980). Efeitos alelopáticos de *Parthenium hysterophorus* L. *Plant and Soil*, **53**, 67-75.

Katzung, B. G., Masters, S. B. e Trevor, A. J. (2012). Farmacologia básica e clínica. *Appleton and Lange*, 12th Edition, 1125-1137.

Kaur, M., Aggarwal, N. K., Kumar, V. e Dhiman, R. (2014). Efeitos e gestão de *Parthenium hysterophorus*: A Weed of global significance. *International Scholarly Research Notices*, **2014**, 1-12.

Kawazoe, K. (2011). O que significa "farmacognosia" para os farmacêuticos? *Yakugaku Zasshi: Journal of the Pharmaceutical Society of Japan*, **131**, 401-405.

Kazemi, M., Eshraghi, A., Yegdaneh, A. e Ghannadi, A. (2012). Farmacognosia clínica - Uma nova era interessante da farmácia no terceiro milénio. *DARU Journal of Pharmaceutical Sciences*, **20**, 18.

Khaliq, A., Aslam, F., Matloob, A., Hussain, S., Tanveer, A., Alsaadawi, I. e Geng, M. (2015).

Fitotoxicidade residual do parthenium: Impacto em algumas culturas de inverno, ervas daninhas e propriedades do solo. *Ecotoxicologia e Segurança Ambiental*, **122**, 352-359.

Khan, H., Marwat, K. B., Hassan, G. e Khan, M. A. (2012[a]). Controlo químico de *Parthenium hysterophorus* L. em diferentes fases de crescimento em áreas não cultivadas. *Pakistan Journal of Botany*, **44**, 1721-1726.

Khan, H., Marwat, K. B., Hassan, G., Khan, M. A. e Hashim, S. (2014). Distribuição da erva daninha Parthenium no vale de Peshawar, Khyber Pakhtunkhwa - Paquistão. *Jornal de Botânica do Paquistão*, **46**, 81-90.

Khan, N., O'donnell, C., George, D. e Adkins, S. W. (2012[b]). Capacidade supressiva de plantas forrageiras selecionadas sobre o crescimento de *Parthenium hysterophorus*. *Weed Research*, **53**, 61-68.

Khandelwal, K. R. (2008). Farmacognosia prática: Técnicas e experiências. *Nirali Prakashan*, 19th Edition, 9-22.

Kim, S. K. (2013). Farmacognosia marinha: Tendências e aplicações. *CRC Press*. 1-6.

Kinghorn, A. D. (2001). Pharmacognosy in the 21st century. *Journal of Pharmacy and Pharmacology*, **53**, 135-148.

Kinghorn, A. D. (2002). O papel da farmacognosia na medicina moderna. *Opinião de peritos em farmacoterapia*, **3**, 77-79.

Kirtikar, K. R. e Basu, B. D. (1991). Indian medicinal plants. *Bishen Singh Mahendra Pal Singh*, 2nd Edição, 1313-1449.

Kohli, R. K., Batish, D. R. e Singh, H. P. (1998). Óleos de eucalipto para o controlo de *Parthenium* (*Parthenium hysterophorus* L.). *Crop Protection*, **17**, 119-122.

Kohli, R. K., Batish, D. R., Singh, H. P. e Dogra, K. S. (2006). Status, invasividade e ameaças ambientais de três ervas daninhas invasoras da América tropical (*Parthenium hysterophorus* L., *Ageratum conyzoides* L., *Lantana camara* L.) na Índia. *Biological Invasions*, **8**, 1501-1510.

Kokoski, C. J., Kokoski, R. J. e Slama, F. J. (1958). Fluorescência de drogas vegetais em pó sob radiação ultravioleta. *Journal of the American Pharmaceutical Association*, **47**, 715717.

Krishnaveni, M. (2013). Índice de tolerância à poluição do ar e atividade antioxidante de *Parthenium hysterophorus*. *Journal of Pharmacy Research*, **7**, 296-298.

Kriticos, D. J., Brunel, S., Ota, N., Fried, G., Lansink, A. G. O., Panetta, F. D., Prasad, T. V. R., Shabbir, A. e Yaacoby, T. (2015). Análises de risco de pragas em downscaling: Identificação de habitats actuais e futuros potencialmente adequados para *Parthenium hysterophorus*, com especial referência à Europa e ao Norte de África. *PloS One*, **10**, 1-25.

Kumar, M. e Kumar, S. (2010). Efeito das cinzas de *Parthenium hysterophorus* no crescimento e biomassa de *Phaseolus mungo*. *Academia Arena*, **2**, 98-102.

Kumar, S., Chashoo, G., Saxena, A. K. e Pandey, A. K. (2013[a]). *Parthenium hysterophorus*: Uma provável fonte de agentes anticancerígenos, antioxidantes e anti-HIV. *BioMed Research International*, **2013**, 1-11.

Kumar, S., Mishra, A. e Pandey, A. K. (2013[b]). Efeito protetor mediado por antioxidantes de *Parthenium hysterophorus* contra danos oxidativos utilizando modelos in vitro. *BMC Complementary and Alternative Medicine*, **13**, 1-9.

Kumar, S., Nair, G., Singh, A. P., Batra, S., Wahab, N. e Warikoo, R. (2012). Avaliação da eficiência larvicida do caule, raízes e folhas da erva daninha, *Parthenium hysterophorus* (Família: Asteraceae) contra *Aedes aegypti* L. *Asian Pacific Journal of Tropical Disease*, **2**, 395400.

Kumar, S., Pandey, S. e Pandey, A. K. (2014). Atividades antibacterianas, antioxidantes e citotóxicas in vitro de *Parthenium hysterophorus* e caraterização de extratos por análise LC-MS. *BioMed Research International*, **2014**, 1-10.

Kumar, S., Singh, A. P., Nair, G., Batra, S., Seth, A., Wahab, N. e Warikoo, R. (2011). Impacto dos extractos de folhas de *Parthenium hysterophorus* na fecundidade, fertilidade e resposta comportamental de *Aedes aegypti* L. *Parasitology Research*, **108**, 853-859.

Kumari, A. e Kohli, R. K. (1987). Autotoxicidade de Parthenium ragweed (*Parthenium hysterophorus*). *Weed Science*, **35**, 629-632.

Kumari, R., Raipat, B. S. e Sinha, M. P. (2015). Impacto do extrato metanólico de *Parthenium hysterophorus* L. no perfil hepático de ratos albinos wistar. *Revista Internacional de Intercâmbio de Conhecimentos*, **2**, 56-66.

Kushwaha, V. B. e Maurya, S. (2012). Utilidades biológicas de *Parthenium hysterophorus*. *Jornal de Ciências Aplicadas e Naturais*, **4**, 137-143.

Lakshmi, C. e Srinivas, C. R. (2007). Hipersensibilidade de tipo I a *Parthenium hysterophorus* em doentes com dermatite de Parthenium. *Indian Journal of Dermatology, Venereology, and Leprology*, **73**, 103-105.

Lancet, T. (2006). Não esquecer a farmacognosia. *The Lancet*, **368**, 260.

Lans, C., Turner, N., Khan, T. e Brauer, G. (2007[a]). Ethnoveterinary medicines used to treat endoparasites and stomach problems in pigs and pets in British Columbia, Canada. *Veterinary Parasitology*, **148**, 325-340.

Lans, C., Turner, N., Khan, T., Brauer, G. e Boepple, W. (2007[b]). Ethnoveterinary medicines used for ruminants in British Columbia, Canada (Medicamentos etnoveterinários utilizados para ruminantes na Colúmbia Britânica, Canadá). *Journal of Ethnobiology and Ethnomedicine*, **3**, 1-22.

Larsson, S., Backlund, A. e Bohlin, L. (2008). Reavaliando um modelo explicativo de uma década para a farmacognosia. *Phytochemistry Letters*, **1**, 131-134.

Lata, H., Garg, V. K. e Gupta, R. K. (2007). Remoção de um corante básico de uma solução aquosa por adsorção utilizando *Parthenium hysterophorus*: Um resíduo agrícola. *Dyes and Pigments*, **74**, 653658.

Lata, H., Garg, V. K. e Gupta, R. K. (2008[a]). Adsorptive removal of basic dye by chemically activated Parthenium biomass: Equilibrium and kinetic modeling. *Desalination*, **219**, 250-261.

Lata, H., Garg, V., K. e Gupta, R., K. (2008[b]). Sequestration of nickel from aqueous solution onto activated carbon prepared from *Parthenium hysterophorus* L. *Journal of Hazardous Materials*, **157**, 503-509.

Mahajan, V. K., Sharma, V., Gupta, M., Chauhan, P. S., Mehta, K. S. e Garg, S. (2014). Parthenium dermatite: Is parthenolide an effective choice for patch testing? *Contact Dermatitis*, **70**, 340-343.

Mahmoud, T., Gairola, S. e El-Keblawy, A. (2015). *Parthenium hysterophorus* e *Bidens pilosa*, dois novos registos da flora de ervas daninhas invasoras dos Emirados Árabes Unidos. *Journal on New Biological Reports*, **4**, 26-32.

Maishi, A. I., Ali, P. S., Chaghtai, S. A. e Khan, G. (1998). Uma prova de *Parthenium hysterophorus* L. *British Homoeopathic Journal*, **87**, 17-21.

Makino, T. (2011). Introdução da "farmacognosia clínica" - integração entre farmacognosia e farmácia clínica. *Yakugaku Zasshi: Jornal da Sociedade Farmacêutica do Japão*, **131**, 375-382.

Mane, J. D., Jadhav, S. J. e Ramaiah, N. A. (1986). Produção de ácido oxálico a partir de pó seco de *Parthenium hysterophorus* L. *Journal of Agricultural and Food Chemistry*, **34**, 989-990.

Maurya, S. e Kushwaha, V. B. (2010). Efeito do extrato etanólico de *Parthenium hysterophorus* nos parâmetros hematológicos do rato. *The Bioscan - International Journal of Life Sciences*, **5**, 437-440.

McClay, A. S. (1985). Agentes de biocontrolo para *Parthenium hysterophorus* do México. *Actas do VI Simpósio Internacional sobre Controlo Biológico de Infestantes*, 771-778.

McConnachie, A. J., Strathie, L. W., Mersie, W., Gebrehiwot, L., Zewdie, K., Abdurehim, A., Abrha, B., Araya, T., Asaregew, F., Assefa, F., Gebre-Tsadik, R., Nigatu, L., Tadesse, B. e Tana, T. (2011). Distribuição geográfica atual e potencial da planta invasora *Parthenium hysterophorus* (Asteraceae) na África Oriental e Austral. *Weed Research*, **51**, 71-84.

Mech, J., Bhuyan, P. D. e Bhattacharyya, P. R. (2013). Atividades acaricidas de *Parthenium hysterophorus* L. contra o ácaro vermelho, *Oligonychus coffeae* Nietner (Acarina: Tetranychidae) do chá. *Revista Internacional de Ciência e Investigação*, **4**, 901-904.

Mishra, B. B. e Tiwari, V. K. (2011). Natural products: Um papel em evolução na futura descoberta de medicamentos. *Jornal Europeu de Química Medicinal*, **46**, 4769-4807.

Moffat, A. C. (1980). Forensic pharmacognosy - Poisoning with plants. *Journal of the Forensic Science Society*, **20**, 103-109.

Moreira-Munoz, A. e Munoz-Schick, M. (2007). Classification, diversity, and distribution of Chilean Asteraceae: Implications for biogeography and conservation. *Diversity and Distributions*, **13**, 818-

828.

Muhammad, S., Shafeeq, A., Siddiqui, M. F., Khan, Z. U. D. e Butt, Z. A. (2015). Conjuntos de ervas daninhas em quatro culturas vegetais de tehsil Gojra, distrito de Toba Tek Singh, Paquistão. *Revista Internacional de Biologia e Biotecnologia*, **12**, 309-316.

Narasimhan, T. R., Ananth, M., Swamy, M. N., Babu, M. R., Mangala, A. e Rao, P. S. (1977). Toxicidade de *Parthenium hysterophorus* L. para bovinos e búfalos. *Experientia*, **33**, 1358-1359.

Narasimhan, T. R., Murthy, B. K. e Rao, P. S. (1993). Avaliação nutricional da silagem feita a partir de a erva daninha tóxica *Parthenium hysterophorus* em animais. *Food and Chemical Toxicology*, **31**, 509-515.

Narasimhan, T. R., Murthy, B. K., Harindranath, N. e Rao, P. S. (1984). Caracterização de uma toxina de *Parthenium hysterophorus* e seu modo de excreção em animais. *Journal of Biosciences*, **6**, 729-738.

Navie, S. C., Panetta, F. D., McFadyen, R. E. e Adkins, S. W. (1998). Comportamento de sementes enterradas e semeadas à superfície de *Parthenium hysterophorus*. *Weed Research*, **38**, 335-341.

Navie, S. C., Panetta, F. D, McFadyen, R. E. e Adkins, S. W. (2004). Germinable soil seedbanks of central Queensland rangelands invaded by the exotic weed *Parthenium hysterophorus* L. *Weed Biology and Management*, **4**, 154-167.

Nigatu, L., Hassen, A., Sharma, J. e Adkins, S. W. (2010). Impacto de *Parthenium hysterophorus* nas comunidades de terras de pastagem no nordeste da Etiópia. *Weed Biology and Management*, **10**, 143-152.

Nissen, N. e Evans, S. (2012). Explorando a prática e o uso da medicina herbal ocidental: Perspectivas da literatura das ciências sociais. *Journal of Herbal Medicine*, **2**, 6-15.

Nyasembe, V. O., Cheseto, X., Kaplan, F., Foster, W. A., Teal, P. E., Tumlinson, J. H., Borgemeister, C. e Torto, B. (2015). A erva daninha invasora americana *Parthenium hysterophorus* pode ter um impacto negativo no controlo da malária em África. *PloS One*, **10**, 1-15.

Pandey, D. K. (1996). Phytotoxicity of sesquiterpene lactone parthenin on aquatic weeds. *Journal of Chemical Ecology*, **22**, 151-160.

Panwar, R., Sharma, A. K., Dutt, D. e Pruthi, V. (2015). Ácidos fenólicos de *Parthenium hysterophorus*: Avaliação do potencial de bioconversão como eliminadores de radicais livres e agentes anticancerígenos. *Avanços em Biociência e Biotecnologia*, **6**, 11-17.

Parashar, V., Parashar, R., Sharma, B. e Pandey, A. C. (2009). Síntese de nanopartículas de prata mediada por extrato de folha de Parthenium: Uma nova abordagem para a utilização de ervas daninhas. *Digest Journal of Nanomaterials and Biostructures*, **4**, 45-50

Patel, S. (2011). Aspectos nocivos e benéficos de *Parthenium hysterophorus*: Uma atualização. *Biotech*, **1**, 1-9.

Patel, V. S., Chitra, V., Prasanna, P. L. e Krishnaraju, V. (2008). Efeito hipoglicémico do extrato aquoso de *Parthenium hysterophorus* L. em ratos diabéticos normais e induzidos por aloxano. *Indian Journal of Pharmacology*, **40**, 183-185.

Patwardhan, B., Warude, D., Pushpangadan, P. e Bhatt, N. (2005). Ayurveda e medicina tradicional chinesa: A comparative overview. *Evidence-Based Complementary and Alternative Medicine*, **2**, 465-473.

Pferschy-Wenzig, E. M. e Bauer, R. (2015). A relevância da farmacognosia na investigação farmacológica de medicamentos à base de plantas. *Epilepsia e Comportamento*, **52**, 344-362.

Picman, A. K., Balza, F. e Towers, G. N. (1982). Ocorrência de histerina e dihidroisoparthenina em *Parthenium hysterophorus*. *Phytochemistry*, **21**, 1801-1802.

Picman, J. e Picman, A. K. (1984). Autotoxicidade em *Parthenium hysterophorus* e seu possível papel no controlo da germinação. *Biochemical Systematics and Ecology*, **12**, 287-292.

Pothitirat, W. e Gritsanapan, W. (2006). Variação dos componentes bioactivos da *Curcuma longa* na Tailândia. *Ciência Atual*, **91**, 1397-1400.

Pumthong, G., Nathason, A., Tuseewan, M., Pinthong, P., Klangprapun, S., Thepsuriyanon, D. e Kotta, P. (2015). Medicamentos complementares e alternativos para a gestão da diabetes mellitus nos países da ASEAN. *Terapias Complementares em Medicina*, **23**, 617-625.

Rajeshwarisivaraj e Subburam, V. (2002). Carbono de parténio ativado como adsorvente para a remoção de corantes e iões de metais pesados de uma solução aquosa. *Bioresource Technology*, **85**, 205-206.

Rajiv, P., Rajeshwari, S. e Venckatesh, R. (2013[a]). Bio-Fabricação de nanopartículas de óxido de zinco usando extrato de folhas de *Parthenium hysterophorus* L. e sua atividade antifúngica dependente do tamanho contra patógenos fúngicos de plantas. *Spectrochimica Ata Part A: Molecular and Biomolecular Spectroscopy*, **112**, 384-387.

Rajiv, P., Rajeshwari, S., Yadav, R. H. e Rajendran, V. (2013[b]). Vermiremediação: Detoxificação da toxina partenina de ervas daninhas *Parthenium*. *Journal of Hazardous Materials*, **262**, 489-495.

Rajyalakshmi, M., Kumar, A. N., Divyashree, N. R., Kiran, K., Pavithra, G. S., Rohini, B., Sangeeta, A. e Srinivas, S. (2011). Efeitos inibitórios de *Nerium oleander* L. e seus compostos, rutina e quercetina, em *Parthenium hysterophorus* L. *Journal of Agricultural Science*, **3**, 123-137.

Raman, R. e Kandula, S. (2008). Zoofarmacognosia. *Resonance*, **13**, 245-253.

Ramesh, C., Ravindranath, N., Das, B., Prabhakar, A., Bharatam, J., Ravikumar, K., Kashinatham, A. e McMorris, T. C. (2003). Pseudoguaianolides das flores de *Parthenium hysterophorus*. *Phytochemistry*, **64**, 841-844.

Rao, P. S., Mangala, A., Rao, B. S. e Prakash, K. M. (1977). Estudos clínicos e imunológicos em pessoas expostas a *Parthenium hysterophorus* L. *Experientia*, **33**, 1387-1388.

Reinhardt, C., Van der Laan, M., Belz, R. G., Hurle, K. e Foxcroft, L. (2006). Dinâmica de produção do aleloquímico partenina em folhas de *Parthenium hysterophorus* L. *Journal of Plant Diseases and Protection*, 427-433.

Riaz, T. e Javaid, A. (2007). Invasão da erva daninha exótica *Parthenium hysterophorus* L. no distrito de Sheikhupura, Paquistão. *Jornal Internacional de Biologia e Biotecnologia*, **4**, 163-166.

Rodriguez, E. (1977). Distribuição ecogeográfica de constituintes secundários em *Parthenium* (Compositae). *Biochemical Systematics and Ecology*, **5**, 207-218.

Rodriguez, E., Dillon, M. O., Mabry, T. J., Mitchell, J. C. e Towers, G. H. N. (1976). Lactonas sesquiterpénicas dermatologicamente activas em tricomas de *Parthenium hysterophorus* L. (Compositae). *Experientia*, **32**, 236-238.

Safdar, M. E., Tanveer, A., Khaliq, A. e Maqbool, R. (2016). Período crítico de competição da erva daninha parthenium (*Parthenium hysterophorus* L.) no milho, *Crop Protection*, **80**, 101-107.

Safdar, M. E., Tanveer, A., Khaliq, A. e Riaz, M. A. (2015). Perdas de rendimento no milho (*Zea mays*) infestado com erva daninha parthenium (*Parthenium hysterophorus* L.). *Crop Protection*, **70**, 77-82.

Safdar, M. E., Tanveer, A., Khaliq, A., Naeem, M. S. e Ahmad, S. (2013). Espécies arbóreas como fonte potencial de bio-herbicidas para o controlo de *Parthenium hysterophorus* L. *Natural Product Research*, **27**, 2154-2156.

Scott, J. A., Kearney, N., Hummerston, S. e Molassiotis, A. (2005). Utilização de medicina complementar e alternativa em doentes com cancro: A UK survey. *European Journal of Oncology Nursing*, **9**, 131-137.

Seaman, F. C. (1982). Sesquiterpene lactones as taxonomic characters in the Asteraceae. *The Botanical Review*, **48**, 121-594.

Sethi, V. K., Koul, S. K., Taneja, S. C. e Dhar, K. L. (1987). Minor sesquiterpenes of flowers of *Parthenium hysterophorus*. *Phytochemistry*, **26**, 3359-3361.

Shabbir, A. (2014). Controlo químico de *Parthenium hysterophorus* L. *Jornal paquistanês de investigação em ciências das ervas daninhas*, **20**, 1-10.

Shabbir, A. e Adkins, S. W. (2008). Erva daninha Parthenium: Perspectivas de gestão no Paquistão. *Actas da 16ª Conferência Australiana sobre Ervas Daninhas, Sociedade de Ervas Daninhas de Queensland, Brisbane*, 271.

Shabbir, A. e Bajwa, R. (2006). Distribuição da erva daninha parthenium (*Parthenium hysterophorus* L.), uma espécie de erva daninha invasora que ameaça a biodiversidade de Islamabad. *Weed Biology and Management*, **6**, 89-95.

Shabbir, A. e Bajwa, R. (2007). Invasão de Parthenium no Paquistão - Uma ameaça ainda não reconhecida.

Pakistan Journal of Botany, **39**, 2519-2526.

Shabbir, A. e Javaid, A. (2010). Efeito dos extractos aquosos da erva daninha *Parthenium hysterophorus* e de duas espécies de asteráceas nativas na germinação e crescimento do feijão-mungo, *Vigna radiata* L. Wilczek. *Jornal de Investigação Agrícola*, **48**, 483-488.

Shabbir, A., Dhileepan, K. e Adkins, S. W. (2012). Propagação da erva daninha parthenium e seu agente de controle biológico no Punjab, Paquistão. *Jornal paquistanês de pesquisa em ciências das ervas daninhas*, **18**, 581, 588.

Shah, B. N. e Seth, A. K. (2014). Livro didático de farmacognosia e fitoquímica. *Elsevier India*, 2nd Edição, 111-144.

Sharma, V. K. e Verma, P. (2012). Dermatite de Parthenium na Índia: Passado, presente e futuro. *Indian Journal of Dermatology, Venereology, and Leprology*, **78**, 560-568.

Singh, A. G. e Hamal, J. P. (2013). Fitoterapia tradicional de algumas plantas medicinais utilizadas pelas comunidades Tharu e Magar do Nepal Ocidental, contra distúrbios dermatológicos. *Mundo Científico*, **11**, 81-89.

Singh, H. P., Batish, D. R., Pandher, J. K. e Kohli, R. K. (2003). Avaliação das propriedades alelopáticas dos resíduos de *Parthenium hysterophorus*. *Agriculture, Ecosystems and Environment*, **95**, 537-541.

Singh, H. P., Batish, D. R., Pandher, J. K. e Kohli, R. K. (2005). Efeitos fitotóxicos de resíduos *de Parthenium hysterophorus* em três espécies *de Brassica*. *Weed Biology and Management*, **5**, 105-109.

Singh, R. K., Kumar, S., Kumar, S. e Kumar, A. (2008). Desenvolvimento de carvão ativado à base de parténio e sua utilização para a remoção por adsorção de *p-cresol* de uma solução aquosa. *Journal of Hazardous Materials*, **155**, 523-535.

Singh, S. K. e Srivastava, S. (2009). Taxonomia das angiospérmicas. *Campus books international*, 1st Edition, 174-183.

Singh, S., Khanna, S., Moholkar, V. S. e Goyal, A. (2014). Triagem e otimização de pré-tratamentos para *Parthenium hysterophorus* como matéria-prima para biocombustíveis alcoólicos. *Applied Energy*, **129**, 195-206.

Stahl, E. (1973). Drug analysis by chromatography and microscopy. *Ann Arbor Science Publishers Inc.*, 41-43, 215-218.

Steinhoff, B. (2013). O futuro da farmacognosia na formação académica. *Phytomedicine*, **20**, 1047.

Swaminathan, C., Rai, R. V. e Suresh, K. K. (1990). Efeitos alelopáticos de *Parthenium hysterophorus* na germinação e crescimento de plântulas de algumas árvores polivalentes e culturas arvenses. *International Tree Crops Journal*, **6**, 143-150.

Sumathi, C. S., Balasubramanian, V. e Rajesh Kannan, V. (2008). Influência das caraterísticas bióticas e abióticas na plantação de *Curcuma longa* L. em condições tropicais. *Jornal do Médio Oriente de Investigação Científica*, **3**, 171-178.

Sushilkumar e Ray, P. (2011). Avaliação da libertação aumentada de *Zygogramma bicolorata* Pallister (Coleoptera: Chrysomelidae) para controlo biológico de *Parthenium hysterophorus* L. *Crop Protection*, **30**, 587-591.

Tamado, T., Schutz, W. e Milberg, P. (2002). Ecologia da germinação da erva daninha *Parthenium hysterophorus* no leste da Etiópia. *Anais de Biologia Aplicada*, **140**, 263-270.

Tanvir, R., Sajid, I. e Hasnain, S. (2013). Rastreio de Streptomycetes endofíticos isolados de *Parthenium hysterophorus* L. contra agentes patogénicos nosocomiais. *Jornal Paquistanês de Ciências Farmacêuticas*, **26**, 277-283.

Tefera, T. (2002). Efeitos alelopáticos de extractos *de Parthenium hysterophorus* na germinação de sementes e no crescimento de plântulas de *Eragrostis tef. Journal of Agronomy and Crop Science*, **188**, 306-310.

Thi, N. T. L., Chris, O. e Adkins, S. (2011). Crescimento inicial da erva daninha parthenium (*Parthenium hysterophorus* L.) e mudanças climáticas. *Jornal do Paquistão de Pesquisa em Ciências de Plantas Daninhas*, **18**, 457468.

Timsina, B., Shrestha, B. B., Rokaya, M. B. e Münzbergova, Z. (2011). Impacto da invasão *de Parthenium* hysterophorus L. na composição das espécies vegetais e nas propriedades do solo das comunidades de pastagens no Nepal. *Flora*, **206**, 233-240.

Tindle, H. A., Davis, R. B., Phillips, R. S. e Eisenberg, D. M. (2005). Trends in use of complementary and alternative medicine by US adults: 1997-2002. *Alternative Therapies in Health and Medicine*, **11**, 42-49.

Tonnesen, H. H., Karlsen, J., Adhikary, S. R. e Pandey, R. (1989). Estudos sobre curcumina e curcuminóides XVII. Variação do teor de curcuminóides em *Curcuma longa* L. do Nepal durante uma estação. *Zeitschrift fur Lebensmittel-Untersuchung und Forschung*, **189**, 116-118.

Touwaide, A. e Appetiti, E. (2013). Conhecimento das matérias médicas orientais (indianas e chinesas) nas tradições médicas mediterrânicas pré-modernas: Um estudo de etnofarmacologia histórica comparativa. *Journal of Ethnopharmacology*, **148**, 361-378.

Towers, G. H. N. e Rao, P. V. S. (1992). Impacto da erva daninha pan-tropical, *Parthenium hysterophorus* L., nos assuntos humanos. *Actas do Primeiro Congresso Internacional de Controlo de Ervas Daninhas*, 134-138.

Trease, G. E. e Evans, W. C. (1978). A textbook of pharmacognosy. *Baillere Tindall*, 11th Edition, 15-33, 214-216, 710.

Tyler, V. E. (1997). A história recente da farmacognosia. *A história interna dos medicamentos: Um Simpósio*, 161-170.

Tyler, V. E., Brady, L. R. e Robbers, J. E. (1976). Pharmacognosy. *Lea and Febiger*, 7th Edition, 1-3, 15-25.

Farmacopeia dos Estados Unidos. (2015). 1888-1890.

Uprety, Y., Asselin, H., Dhakal, A. e Julien, N. (2012). Uso tradicional de plantas medicinais na floresta boreal do Canadá: Revisão e perspectivas. *Jornal de Etnobiologia e Etnomedicina*, **8**, 1-14.

Upton, R., Graff, A., Jolliffe, G., Langer, R. e Williamson, E. (2011). Farmacopeia herbal americana: Farmacognosia botânica - Caracterização microscópica de plantas medicamentos. *CRC Press*, 209-715.

Venkataiah, B., Ramesh, C., Ravindranath, N. e Das, B. (2003). Charminarone, um seco-pseudoguaianolide de *Parthenium hysterophorus*. *Phytochemistry*, **63**, 383-386.

Venugopal, V. e Mohanty, K. (2011). Absorção biossortiva de Cr(VI) de soluções aquosas pela erva daninha *Parthenium hysterophorus*: Equilíbrio, cinética e estudos termodinâmicos. *Chemical Engineering Journal*, **174**, 151-158.

Verpoorte, R. (2000). Farmacognosia no novo milénio: Leadfinding e biotecnologia. *Jornal de Farmácia e Farmacologia*, **52**, 253-262.

Vijayalakshmi, P., Vijayalakshmi, K. M., Kumar, N. e Nanguneri, V. (1999). Depolarizing neuromuscular junctional blocking action of *Parthenium hysterophorus* leaf extracts in rat. *Phytotherapy Research*, **13**, 367-370.

Vivar, A. R. D., Bratoeff, E. A. e Rios, T. (1966). Estrutura da histerina, uma nova lactona sesquiterpénica. *The Journal of Organic Chemistry*, **31**, 673-677.

Vogler, W., Navie, S., Adkins, S. e Setter, C. (2006). Uso do fogo para controlar a erva daninha parthenium. *Um relatório para a Rural Industries Research and Development Corporation, Austrália*, Publicação n.º 06/130.

Wagner, H. (2011). Investigação de sinergias: Aproximação a uma nova geração de fitofármacos. *Fitoterapia*, **82**, 34-37.

Wedner, H. J., Wilson, P. e Lewis, W. H. (1989). Reatividade alérgica ao pólen *de Parthenium hysterophorus*: An ELISA study of 582 sera from the United States Gulf Coast. *Journal of Allergy and Clinical Immunology*, **84**, 263-271.

Wheeler, B. P. e Wilson, L. J. (2008). Microscopia forense prática: Um manual de laboratório. *John Wiley and Sons Ltd.*, XIII-XVII.

Organização Mundial de Saúde. (1999). Monografias da OMS sobre plantas medicinais selecionadas (Volume 01). *Organização Mundial de Saúde*, 5-277.

Organização Mundial de Saúde. (2002[a]). Traditional medicine - Growing needs and potential (Medicina tradicional - necessidades e potencialidades crescentes). *Organização Mundial de Saúde*, 1-2.

Organização Mundial de Saúde. (2002[b]). Monografias da OMS sobre plantas medicinais selecionadas (Volume 02). *Organização Mundial de Saúde*, 5-342.

Organização Mundial de Saúde. (2005). Development of traditional medicine in the South-East Asia region (Desenvolvimento da medicina tradicional na região do Sudeste Asiático). *Relatório de uma reunião consultiva regional, Pyongyang, Coreia do Norte, 22-24 de junho de 2005*, 621.

Organização Mundial de Saúde. (2007[a]). Diretrizes da OMS para a avaliação da qualidade dos medicamentos à base de plantas com referência a contaminantes e resíduos. *Organização Mundial de Saúde*, 19-28.

Organização Mundial de Saúde. (2007[b]). Diretrizes da OMS sobre boas práticas de fabrico (BPF) de medicamentos à base de plantas. *Organização Mundial de Saúde*, 1-21.

Organização Mundial de Saúde. (2007[c]). Monografias da OMS sobre plantas medicinais selecionadas (Volume 03). *Organização Mundial de Saúde*, 9-359.

Organização Mundial de Saúde. (2009). Monografias da OMS sobre plantas medicinais selecionadas (Volume 04). *Organização Mundial de Saúde*, 9-373.

Organização Mundial de Saúde. (2011). Métodos de controlo de qualidade para materiais à base de plantas. *Organização Mundial da Saúde*, 11-17, 20, 31, 47, 49.

Organização Mundial da Saúde. (2013). Estratégia da OMS para a medicina tradicional: 2014-2023. *Organização Mundial da Saúde*, 43-53.

Yadav, A. e Garg, V. K. (2011). Vermicompostagem - Uma ferramenta eficaz para a gestão da erva daninha invasora *Parthenium hysterophorus*. *Bioresource Technology*, **102**, 5891-5895.

Yadav, N., Saha, P., Jabeen, S., Kumari, S., Verma, S. K., Singh, B. S. e Sinha, M. P. (2010). Efeito do extrato metanólico de *Parthenium hysterophorus* L. nos parâmetros hematológicos do rato albino wistar. *The Bioscan - International Journal of Life Sciences*, **2**, 357-363.

Zuberi, M. I., Gosaye, T. e Hossain, S. (2014). Ameaça potencial de espécies invasoras alienígenas: *Parthenium hysterophorus* L. para a agricultura de subsistência na Etiópia. *Sarhad Journal of Agriculture*, **30**, 117-125.

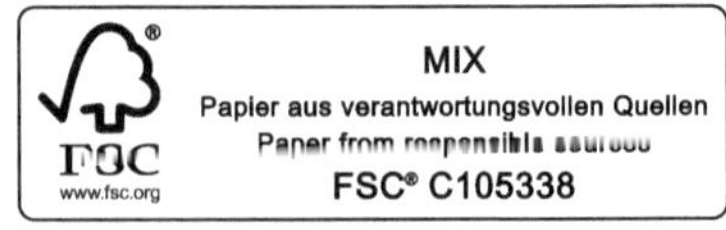

Printed by Books on Demand GmbH, Norderstedt / Germany